方药中 著

第四辑

现代著名老中医名著重刊丛书

方药中论医集

中医学基本理论
通俗讲话

人民卫生出版社

图书在版编目(CIP)数据

中医学基本理论通俗讲话/方药中著. —北京:人民卫生出版社,2007.10
(现代著名老中医名著重刊丛书 第四辑 方药中论医集)
ISBN 978-7-117-08644-8

Ⅰ. 中… Ⅱ. 方… Ⅲ. 中国医药学-研究 Ⅳ. R2

中国版本图书馆 CIP 数据核字(2007)第 051346 号

现代著名老中医名著重刊丛书（第四辑）

方药中论医集

中医学基本理论通俗讲话

著　　者: 方药中
出版发行: 人民卫生出版社（中继线 010-59780011）
地　　址: 北京市朝阳区潘家园南里 19 号
邮　　编: 100021
E - mail: pmph @ pmph.com
购书热线: 010-59787592　010-59787584　010-65264830
印　　刷: 中农印务有限公司
经　　销: 新华书店
开　　本: 850×1168　1/32　**印张:** 8　**插页:** 4
字　　数: 148 千字
版　　次: 2007 年 10 月第 1 版　2025 年 1 月第 1 版第 15 次印刷
标准书号: ISBN 978-7-117-08644-8/R・8645
定　　价: 16.00 元
打击盗版举报电话: 010-59787491　E-mail: WQ @ pmph.com
（凡属印装质量问题请与本社市场营销中心联系退换）

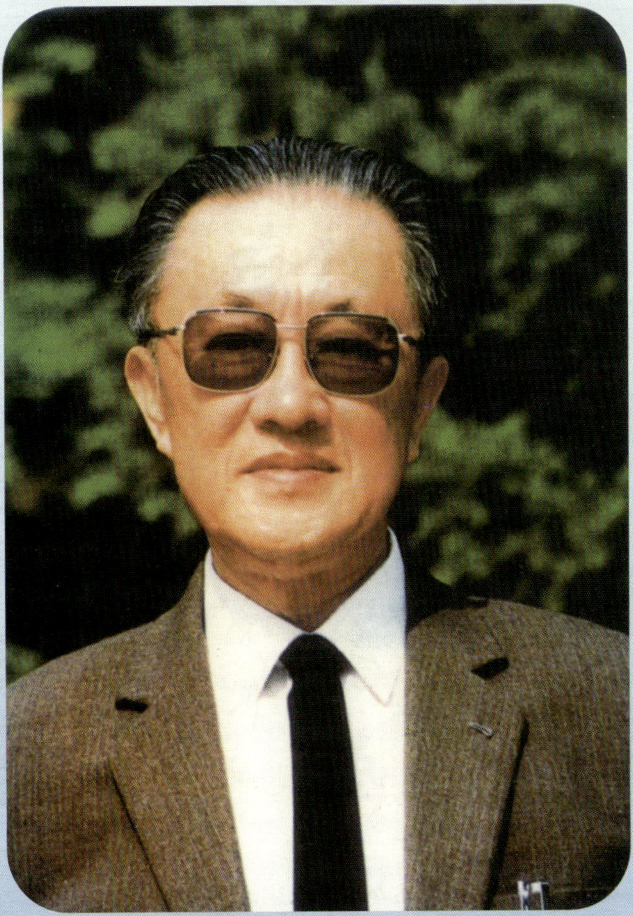

方药中

遵循中醫理論体系突出中醫特色為繼承發揚中醫藥學而努力奮斗。

題於五運六氣研討班諸君共勉之

方藥中 丙寅仲冬於南京

出版说明

自20世纪60年代开始，我社先后组织出版了一批著名老中医经验整理著作，包括医论医话等。半个世纪过去了，这批著作对我国近代中医学术的发展产生了积极的推动作用，整理出版著名老中医经验的重大意义正在日益彰显，这些著名老中医在我国近代中医发展史上占有重要地位。他们当中的代表如秦伯未、施今墨、蒲辅周等著名医家，既熟通旧学，又勤修新知；既提倡继承传统中医，又不排斥西医诊疗技术的应用，在中医学发展过程中起到了承前启后的作用。这批著作均成于他们的垂暮之年，有的甚至撰写于病榻之前，无论是亲自撰述，还是口传身授，或是其弟子整理，都集中反映了他们毕生所学和临床经验之精华，诸位名老中医不吝秘术、广求传播，所秉承的正是力求为民除瘼的一片赤诚之心。诸位先贤治学严谨，厚积薄发，所述医案，辨证明晰，治必效验，不仅具有很强的临床实用性，其中也不乏具有创造性的建树；医话著作则娓娓道来，深入浅出，是学习中医的难得佳作，为近世不可多得的传世之作。

由于原版书出版的时间已久，已很难见到，部分著作甚至已成为学习中医者的收藏珍品，为促进中医临床和中医学术水平的提高，我社决定将一批名医名著编为《现代著名老中医名著重刊丛书》分批出版，以飨读者。

第一辑收录13种名著：

《中医临证备要》　《施今墨临床经验集》
《蒲辅周医案》　《蒲辅周医疗经验》
《岳美中论医集》　《岳美中医案集》
《郭士魁临床经验选集——杂病证治》
《钱伯煊妇科医案》　《朱小南妇科经验选》
《赵心波儿科临床经验选编》　《赵锡武医疗经验》
《朱仁康临床经验集——皮肤外科》
《张赞臣临床经验选编》

第二辑收录14种名著：

《中医入门》　《章太炎医论》
《冉雪峰医案》　《菊人医话》
《赵炳南临床经验集》　《刘奉五妇科经验》
《关幼波临床经验选》　《女科证治》
《从病例谈辨证论治》　《读古医书随笔》
《金寿山医论选集》　《刘寿山正骨经验》
《韦文贵眼科临床经验选》　《陆瘦燕针灸论著医案选》

第三辑收录20种名著：

《内经类证》　《金子久专辑》
《清代名医医案精华》　《陈良夫专辑》
《清代名医医话精华》　《杨志一医论医案集》
《中医对几种急性传染病的辨证论治》
《赵绍琴临证400法》　《潘澄濂医论集》
《叶熙春专辑》　《范文甫专辑》

《临诊一得录》
《妇科知要》
《中医儿科临床浅解》
《伤寒挈要》
《金匮要略简释》
《金匮要略浅述》
《温病纵横》
《临证会要》
《针灸临床经验辑要》

第四辑《方药中论医集》6种名著：

《辨证论治研究七讲》
《中医学基本理论通俗讲话》
《医学三字经浅说》
《温病条辨讲解》
《医学承启集》
《黄帝内经素问运气七篇讲解》

这批名著原于20世纪60年代前后至80年代初在我社出版，自发行以来一直受到读者的广泛欢迎，其中多数品种的发行量都达到了数十万册，在中医界产生了很大的影响，对提高中医临床水平和中医事业的发展起到了极大的推动作用。

为使读者能够原汁原味地阅读名老中医原著，我们在重刊时采取尽可能保持原书原貌的原则，主要修改了原著中疏漏的少量印制错误，规范了文字用法和体例层次，在版式上则按照现在读者的阅读习惯予以编排。此外，为不影响原书内容的准确性，避免因换算造成的人为错误，部分旧制的药名、病名、医学术语、计量单位、现已淘汰的检测项目与方法等均未改动，保留了原貌。对于犀角、虎骨等现已禁止使用的药品，本次重刊也未予改动，希冀读者在临证时使用相应的代用品。

人民卫生出版社
2007年8月

方药中先生生平与学术成就

1921 年农历 10 月 14 日，方药中先生生于四川省重庆市。幼时先读三年经书，后入重庆市巴蜀小学。1940 年在重庆市兼善中学高中毕业。毕业后考取重庆市邮局作邮务员。同年，拜门于清代著名医家陈修园后裔、京都“四大名家”之一的陈逊斋先生门下学习中医。为了维持生活并腾出白天时间学医业医，先生不得不在邮局作长达十年的夜班。1944 年出师后，取得“中医师”资格证书和重庆市执业证书，开设了“方药中诊所”。主治脾胃病兼及内、妇、儿、针各科。从 1944 年起，先生开始在《国医药月刊》等中医杂志上发表文章，论述中医理论，反对借“中医科学化”之名，行“中医西洋化”，亦即消灭中医之实。1951 年，调至西南卫生部中医科工作。1952 年以“中学西”身份，考入北京大学医学院医疗系，系统学习西医五年。在学期间，陆续发表论述中医学术体系、介绍中医经典著作的多篇论文，并完成了第一部专著《医学三字经浅说》。1957 年北医毕业后，分配到中医研究院从事临床、教学和科研工作。50、60 年代，他承担了卫生部举办的“西学中”高级班的教学工作，并先后承担了北京各大医学院所举办的“西学中”班教学工作，讲授《内科学》、《方剂学》、《中医基础理论》、《伤寒论》、《金匮要略》以及《内经》运气学说等，并写成专著《中医学基本理论通俗讲话》。在临床方面，先后从事大叶性肺炎、肝硬化腹水的临床诊治和研究。60、70 年代，曾多次参加医疗队，长期深入到甘肃、山东、山西、新疆等边远贫困地区、灾疫区参加浮肿干瘦病、丝虫病、布氏杆菌病的救治工作，多次被评为“先进工作者”。1971 年回京后参加筹建举办全国中医研究班工作，后参加创建并长期主持了中医研究院研究生班、研究生部的工作。作为中医首批硕士、博士研究生的指导教师，先后指导五十余名研究生。1979 年，出版专著《辨证论治研究七讲》。1983 年加入中国共产党。同年出版专著《黄帝内经素问运气七篇讲解》（与许家松合著）获 1989 年国家中医药局科技进步一等奖。1985 年，与黄星垣等主编出版《实用中医内科学》。1986 年编著出版《温病条辨讲解》（与许家松合著）。1986～1990 年主持并完成国家“七·五”攻关课题《著名中医方药中对慢性肾功能衰竭的诊治经验研究》，获 1991 年国家中医药局科技进步三等奖。1990 年被国务院授予首批国家级有突出贡献的专家。同年，获“阿尔伯特·爱因斯坦”世界科学奖荣誉证书。1993 年，出版论文集《医学承启录》。1995 年 3 月 3 日病逝于北京，享年 74 岁。

先生生前任中国中医研究院研究员、博士生导师、中国中医研究院研究生部主任、西苑医院副院长。国家科技进步奖评审委员会委员、国家自然科学基金评审委员会委员、国务院学位委员会学科评议组成员、卫生部药典委员会委员、药品评审委员会委员、中华全国中医学会常务理事等职。

方药中先生是一位在中医理论、临床、教育、科研等方面作出了全面发展、开拓与创新的著名医家。其学术贡献主要有以下五个方面：

一、一位有创见的中医理论家

1. 对中医理论体系的完善与全面论述：从 20 世纪 40 年代先生从医之日起，就不断著文坚持中医学有其固有的理论体系，并有效地指导着中医的临床。在1959年完成的专著《中医学基本理论通俗讲话》中，较全面地论述了中医理论体系的基本内容。1983年发表论文《论中医理论体系的基本内涵及其产生的物质基础》，从八个方面对这一体系作了全面论述与构建：①中医学的指导思想——整体恒动观；②中医学的理论基础——气化论；③中医学对人体生理和病理的认识——脏象论；④中医学对疾病病因与发病的认识——正邪论；⑤中医学对疾病病机的认识——求属论；⑥中医学诊断治疗疾病的主要方法与特点——辨证论治；⑦中医理论产生的物质基础——“候之所始，道之所生”；⑧中医学的论理工具——阴阳五行学说。这在中医学术界属首次从系统的角度，对中医理论体系的构成要素及其作用、地位、相互关系、结构所作的一次全面、系统、明确的表述，突破了长期以来认为中医学理论体系由“整体观”和“辨证论治”两方面组成的简约表述。先生认为，中医学的发展与创新必须遵循中医学的理论体系。

2. 对中医气化学说的整理、提高与再认识：中医气化学说是论述自然气候变化规律与生命活动、人体健康与疾病相应关系的理论。集中见述于《黄帝内经素问》“运气七篇”之中。其篇幅约占《素问》全书的三分之一。由于文字古奥、简约、且广泛涉及天文、气象、地理、物候、历法等多学科知识，历来被视为是中医的“天书”，高深莫测，长期被尘封。先生从50年代开始讲授“运气七篇”。80年代，历时四年有余，与许家松合著成《黄帝内经素问运气七篇讲解》一书，凡八十一万余言。该书的特点有三：第一，解读全文。作到逐句讲解，逐段述评，逐篇小结。作到不遗漏，不避难点、疑点，并在比较历代医家观点的基础上，进行评介，提出个人认识。该书被十余名著名中医专家评为自唐代王冰补注“运气七篇”以来的第一个全文讲解本。对中医理论与文献研究方法作了新的尝试。第二，整理其理论体系，发掘其理论实质与核心。全书总结了对“运气七篇”的理论体系，提出：自然气候自身存在着一个自稳调节机制，人与自然相通相应，也存在着自稳调节机制。“人与天地相应”才是气化学说的核心与精华。对气化学说的研究，应该突破对“五运六气运算格局”的现代气象验证这一局限，发掘和研究其实质与核心。第三，重新认识和评价中医气化学说及其在中医学中的地位。提出：中医学主要是从“气化”的角度来认识生命过程，人体生理、病理，疾病的诊断，治疗，养生康复等，因此，气化学说实属于中医学理论基础地位，体现了中医学的理论特点。

二、对辨证论治提出创新模式的一代名医

辨证论治是中医诊断和治疗疾病的主要方法与特点。古代医家对辨证论治的模式不断进行了丰富、创新与规范，先后创建了六经证治体系、三焦——卫气营血证治体系以及八纲、脏腑等辨证方法。先生认为，新的时代要求我们在继承前人经验的基础上，进行新的规范，探索新的模式以发展辨证论治。70年代，先生出版了中医第一部辨证论治专著——《辨证论治研究七讲》，对“辨证论治”模式提出了新的设计——辨证论治七步。后简化为五步，这五步是：第一步，按脏腑经络理论对疾病进行“定位”。第二步，从阴阳、气血、表里、虚实、风、热（火）、湿、燥、寒、毒对疾病进行“定性”。第三步，“必先五脏”，即在上述定位、定性的基础上，辨析出反映疾病本质的主要病理变化，完成“辨证”，提出中医诊断。第四步，“治病求本”，即找出相应的治法和方、药。第五步，“治未病”，即根据中医“五脏相关”的整体观，通过调节相关的未病脏腑，协助治疗已病脏腑，进行整体调控以提高疗效。随着时代进步，中医诊治的多是被西医明确诊断的许多疾病。中医如何探讨经西医“辨病”而又能充分体现中医“辨证论治”特点的辨病与辨证论治相结合的诊治模式，已成为中医临床无法回避和亟待解决的问题，也是中医辨证论治发展创新的一大关键。目前通行的“辨证分型定方”难以充分体现中医的整体恒动观和辨证论治优势。为此，在主持“七·五”国家课题《著名中医方药中对慢性肾衰的诊治经验研究》中，先生以“慢性肾衰”为例，设计了《慢性肾功能衰竭诊断治疗常规》。《常规》经过院内外临床验证，不但疗效领先，而且能较充分地体现中医辨证论治的优势和特点，并切实可行。为西医辨病和中医辨证论治相结合的诊治模式，提出了新的思路和设计，为中医辨证论治的发展与创新，作了新的探索。

在长达半个多世纪的从医生涯中，先生一生从不脱离临床，重点从事肝肾病的诊治研究。他创制的肝肾系列方中的黄精汤、苍牛防己汤，肾病系列方中的参芪地黄汤等，屡用屡验，久用不衰，成为一代名医留下的一份传世之宝。

三、中医研究生教育的开拓者、奠基者和一代宗师

教书育人伴随先生一生。从50年代教授西学中班到70年代开创研究生教育，先生为中医高级人才的培养倾注了一生的心血，铸成金针度人。1978年中医开始招收研究生，而对中医研究生要学什么、怎么学、培养什么样的人才，可谓史无前例，无可借鉴。先生遵循中央提出的“系统学习、全面掌握、整理提高”的一贯方针，在浩如烟海的中医典籍中，选取了《内经》、《伤寒论》、《金匮要略》、《温病条辨》四部古典医著的研读作为主干课程，以《中医各家学说研究》加以串连，以《临床系列专题》重点讲授当代新理论、新经验、新成果，共同组成中医研究生的课程体系。在学习方法上，提出“自学为主，提要勾玄”的教学方法。在培养模式上，提出了“懂理论、会看病、能讲会写”以培养适应性强的通才为主的人才培养模式。在培养途径上，采取课堂集中讲课与导师分散培养相结合。特别值得提出的是，他倡导学术开放、学术争鸣和宽松的学术空气，不搞一言堂。在艰难的物质条件下，靠自己的学术威望，遍请了近百名全国一流中医和中西医专家来班讲学交流和会诊，大大扩展了研究生的眼界和思路，大大提高了研究生班的学术地位，成为研究生教育的一面旗帜，被誉为“中医之黄埔”。他作为指导教师，培养出的大批博、硕士生，已成为中医教育、临床、科研管理的栋梁之材而遍布全国。

四、力主中医传统科研方法应与现代方法并举并重，为传统研究方法争得一席之地

先生从来不反对运用现代方法从事中医研究工作。他自己就学习了五年西医。但是反对忽视和取代中医传统方法。这是因为：其一，中医学的精深理论和丰富经验，都是运用传统方法研究和总结出来的。所谓“传统方法”，结合临床，也就是以整体恒动观为指导思想，把天地人作为一个统一整体，以“外候”为依据，以辨证论治为方法，认真收集和分析总结人体健康与疾病的变化规律与证治规律。其二，由于生命活动和疾病的极度多样化和复杂化，在中西医面前，对许多生命现象和疾病，还不能作出科学的说明，提出有效的诊治方法，未知的领域还很多。中医学从宏观入手，认真分析总结“证候”，提出的诊治手段和方法相对有效，具有优势。其三，我国是一个发展中国家，具有现代科研设备和能力的机构与人员相对集中并占少数。如果把广大中医工作者从临床出发，运用传统方法总结新经验、新认识摒弃于科研大门之外，不但脱离现实，而且会铸成错误。因此，先生从七八十年代起，就为中医科研中传统方法的运用和合法地位不断呼吁。1988 年国家中医管理局召开了“全国中医药传统科研方法研讨会”。会上，先生和中医前辈们一致呼吁和坚持，终于为中医传统科研方法争得一席之地。

五、一位坚定无畏的中医卫士

从 1944 年起，先生就著文指出，打着“中医现代化”的幌子，行消灭中医之实是“中医界的最大危机”。先生一生为维护中医大业仗义执言，刚正不屈，在中医界享有“中流砥柱”的威望。“文革”后期，“批林批孔批五行”的逆流扑面袭来，重重地撞击了先生忠诚中医的惓惓之心。先生认为，中医的理论与实践，虽来源于实践，但是，是借助于阴阳五行作为论理方法来进行总结和表述的。批五行废五行的实质是消灭中医。为此，先生不顾个人安危，奋笔疾书，发表了《评五行学说及其对中医学正反两方面的影响》一文。文中尖锐地指出，这“不是一场单纯的学术争论”，“是向中医学丰富的理论和宝贵的临床经验的进攻，企图以达到废医存药的罪恶目的”。其横眉怒对，浩然正气，犀利文笔，跃然文中。

在现代中医学史上，先生作为一位有创见的中医理论家，一位对辨证论治作出创新发展的一代名医，一位中医研究生教育的奠基人、开拓者和一代宗师，一位为捍卫中医大业不屈奋战的坚定卫士留下了自己的名字——方药中。

文以弘道，文以卫道

——《方药中论医集》妻序

《方药中论医集》是从现代著名中医学家方药中先生从医五十余载所写诸多医著中精选而成。

先生自1940年步入杏林以来，怀着对中华文明的民族尊严和对中医瑰宝的赤诚之心，精研岐黄，一生沉潜于方药之中，且笔耕不辍。作为一位有创见的中医理论家，在中医理论研究方面，他首次全面、系统地论述了中医学理论体系的基本内涵及其理论框架。首次全文诠释了中医理论中最艰深的部分——《黄帝内经素问》“运气七篇”，并在此基础上，提出“气化学说”是中医学的理论基础和理论特点。作为一代名医，他对辨证论治的模式提出了创新设计，并有效指导临床，起沉疴救危厄，给我们留下了屡用屡验的肝肾系列方。作为中医研究生教育的奠基人、开拓者和一代名师，他对中医高级人才的培养，从学习内容、方法到培养模式作了基础性工作和开拓性实践，培养出一大批中医的栋梁之材。作为中医事业坚定无畏的一名卫士，他不顾个人安危与得失，在逆流中著文为中医呐喊疾呼。这一切，均见于他的论著之中。先生讲理论，长于溯本求源，融会贯通、落实临床运用并能推陈出新，自成一家；论辨证，坚持“言必有征，无征不信”，强调理法方药的一致性；述经验，必验之于临床病例，并上升到总结证治规律。学术论争，说理透彻，义正词严，文笔犀利，气势宏阔，颇具孟轲文风。“孟轲好辩，孔道以明”。其论战文字，亦实属捍卫中医大业，不得不辩，弘道卫道而为之。综上所述，《方药中论医集》所收数百万言论著，无一不是用心血写成。先生之文，文以弘道，先生之文，文以卫道。

《方药中论医集》共六卷，包括《医学三字经浅说》、《中医学基本理论通俗讲话》、《辨证论治研究七讲》、《黄帝内经素问运气七篇讲解》，《〈温病条辨〉讲解》、《医学承启集》共六部专著。兹分别简介如下：

1.《医学三字经浅说》：《医学三字经》为清代著名医家陈修园所著。内容广泛，从医学源流到内、妇、儿各科疾病的诊治。由于用喜闻乐见的“三字”韵语写成，易诵易记，流传甚广，但内容和文字简约，指导临床尚有不足。方药中先生在20世纪40年代师从陈修园后裔著名中医陈逊斋先生，对陈门学术有深刻理解。50年代，先生在北京大学医学院学习西医之际，抱着“他山之石，可以攻玉”的态度，吸取西医的一些方法，来解读中医古籍，著成《医学三字经浅说》一书。该书以原著论列的疾病为纲，从病因、病机、症状证候、诊断、治疗、预后、预防等方面，博引近百种历代中医文献，进行系统整理和全面阐释。在治疗方面，补列了五百余首常用方剂，还补充了针灸治疗。实际上，《浅说》已将原书扩展成以内、妇、儿、针各科常见病、多发病的一部临床必备书。由于资料丰富，论述系统全面，具有很强的实用性。出版后十分畅销，成为中医师的临床必备书和西学中教材。80年代，作者对全书进行了较大修改和补充，出版了“修订版”。此次是在“修订版”的基础上，对文献出处等作了一些补充和修正。

2.《中医学基本理论通俗讲话》：此书是方药中先生全面

系统论述中医学基本理论的一本专著。该书原是先生在50、60年代为北京各大医学院、所“西医学习中医班”讲授中医基础理论而写的一本教材，经整理由内部印刷成多种单行本，流传甚广。由于历史原因，未能正式出版。书中从阴阳五行、天地人合一，藏象、经络、精气神、病因、病机、治则等八个方面对中医基本理论作了全面、系统论述。书中突出“天地人合一”的中医理论特色，对自然规律与人体生理、病理、疾病诊治、养生方面的密切关系所作论述尤有卓见和新意。该书说理深入浅出，表达通俗易懂，密切结合临床，是学习和理解中医基础理论的一部优秀的基础读物。

3.《辨证论治研究七讲》：该书是方药中先生研究辨证论治的一部专著，也是中医辨证论治研究的第一部专著。辨证论治是中医诊断治疗疾病的主要方法、特点和优势所在。因此，对辨证论治的理解、掌握也就成为中医提高临床疗效的关键所在，也是中医学发展和创新的关键所在。该书系统论述了辨证论治的概念、理论基础和基本精神。在继承和汲取前人各种辨证论治方法和优点的基础上，提出了辨证论治规范化、程序化的新模式——辨证论治七步。“七步”融外感内伤辨证于一系，汇理法方药于一体。书中对临床辨证的具体内容、步骤和方法一一论列，并以先生临床医案作出具体运用示范。该书以说理深入浅出、提出创新设计、紧密指导临床应用为特点。是中医工作者学习、掌握和研究辨证论治，提高临床疗效的一部必读书。

4.《黄帝内经素问运气七篇讲解》：中医气化学说是中医学的理论基础和理论特点。其内容集中见述于《黄帝内经素问》“运气七篇”之中，约占《素问》篇幅的三分之一。由于其内容博大深奥，文字简约，并涉及多学科知识，历来被认为是《内经》中最艰深的部分。该书对“运气七篇”进行了全面、系统的研究与论述。“总论”部分对“运气七篇”的指导思想、自然观、生理病理观、病因病机论、诊治法则、方药理论、运气计算方法及其在医学中的运用、运气学说在中医学中的地位和评价，作了全面系统的概述。“各论”部分对“运气七篇”原文逐句加以解释，逐段进行述评，逐篇作出小结。对全文中的难点、疑点和有争议的问题，在比较分析历代医家注释的基础之上，提出作者见解。全书对“运气七篇”总结其理论体系，揭示其科学内涵、精神实质和精华所在；阐述其临床指导意义；客观评价其在中医学中的地位与影响。该书被多位著名中医学家誉为自唐代王冰补注“运气七篇”以来的第一全文讲解本，对中医理论和文献研究进行了开拓创新性研究。获国家中医药管理局1989年科技进步一等奖。该书为方药中、许家松合著。

5.《温病条辨讲解》：《温病条辨》一书，系清代著名医家、“温病四大家”之一的吴瑭（鞠通）所著，流传甚广。在温病学诸多著作中，堪称是一部全面、系统、集大成、有创新、切实用的温病学专著。中国中医研究院自1978年招收首届研究生以来，即将《温病条辨》列入系统学习的四部古典医著之一，并作为研究生专业必修课的一门学位课程。《温病条辨讲解》就是作者在长期给研究生讲授《温病条辨》的基础上写成的。全书设总论和各论两部分。在“总论”中系统介绍了中医学对传染病的认识并评述伤寒与温病学派之争。对温病学的源流与发展、伤寒与温病的关系及全书基本内容作全面介绍。在“各论”中一是对《温病条辨》原文逐条进行了讲解。二是设“临证意义”，提示辨证和运用的要点。三是列“临床运用举例”，选录了吴瑭本人和现代十余位著名中医运用《温病条辨》理法方药诊治疾病的精彩医案，也收录了作者医案，作为例证，以助学以致用。此书为方药中、许家松合著。

6.《医学承启集》：该书是方药中先生业医五十年医学论文中的精品之作。在理论研究部分，对中医理论中的重大问题，如：中医学理论体系的基本内涵、气化学说、脏象学说、阴阳五行、伤寒与温病学派之争等，均进行了系统整理、精辟论述和深入研究。有些学术观点，如中医理论体系的基本内涵，在中医学术界系属首次提出。这些论文，不但反映了先生精深的学术思想，而且确属现代中医理论研究方面的高水平之作，并在国内外产生了广泛影响。在临床研究部分，对中医辨证论治的模式，提出新的设计和论证，并以个人验案说明其具体运用。对中医辨证论治的发展、研究和规范化具有指导意义。先生对肝炎、肝硬化腹水、慢性肾功能衰竭等疑难病症的诊治经验，不但疗效显著，并形成了系列方药。对“慢性肾衰”的诊治研究，属国家攻关课题，疗效居国内先进水平，并获国家中医药科技进步奖。对临床经验的阐述，文中不停留在一方一药和个案介绍，而是遵循中医理论体系，系统总结中医诊治规律，不但示人以方药，而且示人以规矩，便于指导后学。在杂文和商榷文字部分，有的文章，如《论五行学说》一文，是在“文革”批五行的特殊历史条件下写成的。先生挺身而出，据理力争。从中反映了先生坚定维护中医学这一中华文化瑰宝的耿耿忠心和勇气。总之，本书在理论研究部分，作到了溯本求源，系统整理，阐发提高，并形成了个人学术体系。在临床研究部分，作到了总结诊治规律，严格临床验证，理法方药一致。该书对中医学的继承、发扬与创新具有承前启后的作用。

此次对上述六本著作的整理，主要作了以下工作：①对原书稿中所引用的文献，补充了文献出处，核对了原文，作了勘误；②收集、整理、补进了从未收入的文章，如 1944 年发表的《目前中医界的一个最大的危机——一般人所说的中医科学化》，1994 年写的《中医理论体系的发展》等，使论著的时间跨度达五十年之久；③对我们合写的论著在内容上作了一些修改和补充；④对全部书稿从文字上、体例上作了一些技术上的处理；⑤每本均配加了与著作年代同时的照片，其中如先生与陈逊斋先生的合影，据说是著名中医陈修园之后裔陈逊斋先生仅存的一张珍贵照片了。

把一生论著勒成一部，是先生心存久远的一大夙愿。多年来，我也不断收到读者来信，要求购书、寄书、甚至帮助复印书。因此这也是广大读者的诉求。怀着对先生绵绵无尽的思念、敬佩和责任感，支持我在已近古稀之年，不避寒暑、夜以继日、一字一句地完成了这二百余万言书稿的整理工作。在书稿的整理过程中，我更加领悟到中医理论的博大精深和中医经验的珍贵丰厚。我深深感受到了先生对中医学发展的高瞻远瞩、深谋远虑和睿智求实的良苦用心。在那气势浩荡，行云流水般的文字中，先生那心正口直、性刚气豪的性格跃然纸上。我屡屡被他那一颗为中医而跃动着的赤胆忠心而感动得热泪夺眶……。一句话，先生著作，心血凝成。文以弘道，文以卫道，文如其人。

现在，先生夙愿终于得以实现了。书成之日，我将捧上《方药中论医集》敬献于先生墓前告慰先生：《方药中论医集》是您留给杏林的一方完璧，也是您眷恋的爱妻为您献上的一个永不凋谢的花环。

《方药中论医集》承蒙人民卫生出版社胡国臣社长的慨然承允，中医出版中心主任、编辑的全力支持才得以顺利出版。

在此谨致以深深的感谢。

我的学生马晓北博士，在紧张的工作中帮我打印文稿，查找文献并校稿，李洪涛硕士帮助校稿，在此一并致谢。

许家松

2007 年 8 月于北京西苑

前　言

这本小册子是我在北京中医研究院、中国军事医学科学院、中国医学科学院、北京医学院、铁道医学院等单位西医学习中医讲座上，中医基本理论部分讲课的讲稿。因为在讲课的过程中，同志们一般反应尚能听懂，要求印发讲义，因此才把讲稿加以修订，在军事医学科学院的大力协助下才印成了这本小册子。

我在这本小册子里，一共讲了八个题目。第一个题目是阴阳五行，在这个题目里，我介绍了阴阳五行的含义，尤其着重介绍了阴阳五行的一般变化规律，以及阴阳五行学说在医学上的具体应用。第二个题目是天地人合一，天地人合一这个名称，是我个人主观提出来的。我提出这个名称的原因，一方面是因为在中医书中处处都贯穿着天地人合一的精神，例如《素问》中的："在天为热，在地为火，在体为脉，在脏为心……""在天为湿，在地为土，在体为肉，在脏为脾……"等等，都明显地提出了天地人合一的问题。再一方面就是我想用天地人合一这个名称来与汉·董仲舒之流所提出的天人合一学说相区别。在这个题目里，我着重介绍了天地变化与人体生理、病理、疾病诊断、治疗及预防等各方面的关系。第三个题目是藏象，在这个题目里，我着重介绍了中医藏象学说的精神实质，并且较有条理的介绍了人体脏腑的各种现象，也介绍了脏腑之间的各种关系。第四个题目是经络，在这个题目里，我介绍了经络的定义，经络在人体生理、病理、诊断、治疗等各方面的作用，也介绍了经络的大致循行情况。第五个题目是精、气、神，在这个题目里，我着重介绍了精、气、神的精神实质、来源、分类、功用，它们在人体中运行活动的情况，以及它们之间的相互关系。第六个题目是病因，在这个题目里，我介绍了病因的一般概念，也介绍了三因，但是我着重在外因和内因方面的介绍。第七个题目是病机，在这个题目里，我着重介绍人体在病因作用以后的各种发病机转，并且也附带介绍了临床上如何根据病机来对各种不同或者相同的症状进行辨证施治的内容。第八个题目是治则，在这个题目里，我介绍了中医临床上治疗疾病的六条总则。在这八个题目的讲解阐述当中，为了使同志们能够更容易对中医基本理论接受与理解，我尽了我最大的可能把我所讲述的内容加以系统和整理。在讲解和举例方面也尽量使它具体和通俗。在中医文献根据方面，有的我把它语译或者意译了，有的是我自己的学习体会，除了绝对必需以外，在这本小册子里我没有作太多的原文引证，其目的也无非是为了使初学中医的同志们易学易懂。

我的中医理论水平很低，现代科学水平更是不够，加以工作忙、时间少，这本小册子基本上是在晚上教学之余，挤时间写出来的，因此粗糙或者错误之处一定很多，权以此作为引玉之砖，希望同志们能够提出尖锐的批评和宝贵的意见，我热烈欢迎，也衷心感谢。

方药中

1959年3月1日

于北京中医研究院

目　录

第一讲

阴阳五行

阴阳五行是中国古代的哲学学说。中国古代的哲学家们从长期的生活经验中，体会到了自然界中的一切现象都存在着一个相互对立而又相互作用的一种关系，所以创造了阴阳五行学说来分析和理解自然界中一切客观事物的变化，并以此来认识生命的起源。古代各种学术，不论是自然科学或者是社会科学，一般来说都脱离不了阴阳五行，特别是在理论阐述方面更脱离不了阴阳五行。由于阴阳五行学说在古代学术界已经成为一个普遍的思想体系，因此中医学术特别是中医学术中的理论阐述部分，可以说脱离不了阴阳五行，也可以说阴阳五行就是中医的基本理论。中医的自然观和对人体生理、病理、诊断、治疗、预防等等方面的认识与理解，无一处不贯穿着阴阳五行，也无一处不是以阴阳五行为指导。由于阴阳五行学说贯穿到了中医学术的各个方面，成为了中医学术中的最高指导思想，所以我们学习中医必须首先了解阴阳五行。只有这样才能全面的和有系统的来了解中医学的精神实质所在。过去有人认为中医的阴阳五行是玄诞，是迷信，也有人认为中医只有经验，没有理论，主张废医存药，也有人主张存阴阳，废五行，这些说法是不符合于客观实际情况的，显然都是错误。

一、阴　　阳

（一）阴阳是什么

阴阳是什么呢？简单地说阴阳就是两个具有相对意义和相成意义的名词。前面已经提到，中国古代学者认为自然界中一切事物都存在着一个相对对立的而又相互作用的关系，因此阴和阳这两个名词也就可以用它来广泛地说明自然界中一切事物相互对立相互作用的情况。自然界中的一切事物都具有其对立的两方面。从自然界大的方面来说，有天就有地、有昼就有夜、有男就有女；从方位上来说，有上就有下、有南就有北；从事物的本身来说，有大就有小，有好就有坏，有高就有低……。但万事万物之所以各有其特点，都是在相对的情况下才显示出来的。没有天就无所谓有地，没有男就无所谓有女，没有南就无所谓有北，没有大就无所谓有小……。由于数不清的万事万物都有其相对的两方面，因此万事万物也都可以用阴阳这两个名词来加以范围和归纳。自然界中万事万物间的相互变化，也可以说就是阴阳之间的相互变化。于此可见，所谓阴阳是什么呢？只不过是两个具有广泛相对意义和相成意义的代名词，可以用它来范围和归纳自然界中包括人体在内的一切事物，也可以用它们之间的相互关系来说明自然界中包括人体在内的一切现象。这就好像是现在一般所说的阴电阳电，阴极阳极，虽然很微妙，但也很具体，没有什么难以理解的地方。

（二）阴阳变化的一般规律

前面已经提到，整个自然界中包括人体在内的一切变化，都可以用阴阳这两个名词来加以概括，因此可以说整个自然界中包括人体在内的一切变化，也就是阴阳的变化。阴阳怎样变化呢？有没有一定的变化规律可寻呢？我们回答说是有的，阴阳变化的一般规律，归纳起来，大概可以分为以下几方面：

1. 阴静阳动　所谓阴静阳动，也就是说自然界中一切事物和现象，凡是呈静止状态或者衰退状态的，都属于阴；凡是呈活动状态或者是旺盛紧张状态的都属于阳。以季节气候为例，每年的春天和夏天都属于阳，秋天和冬天都属于阴。为什么春天和夏天都属于阳呢？这是因为春天和夏天里自然界中一切欣欣向荣，整个自然界都是一片动的景象，所以春天和夏天也就属于阳。为什么秋天和冬天都属于阴呢？这是因为秋天和冬天里自然界中与春夏相比较，一切都呈现出静止或者衰退的状态，所以冬天和秋天也就属于阴。季节气候如此，其他事物和现象也莫不如此。动的现象就是阳，静的现象就是阴，阴静阳动是阴阳变化中的一般规律。

2. 阴阳互根　所谓阴阳互根，简单地说就是阴与阳互为根本，互相依靠，不能分开的意思。宇宙间一切万事万物只要它有变化存在，阴与阳就不能够分开。如果阴与阳分开了，那么一切变化便即随之停止。现在举一个例子来帮助说明，我们照明用的油灯，按照物质属性，点灯的油便是阴，点灯的火便是阳。这个油灯如果它要产生照明的作用，必须是火与油同时产生作用才行。如果只有油没有火，或者是只有火没有油，这个灯都是点不起来的。要想使这个油灯点起来能够发挥它的正常作用，油便不能够离开火，火也不能够离开油。油与火之间的相互作用，换句话说也就是阴与阳之间的相互作用，这也就是阴阳互根。这类例子多得很，是说不完的。但是从这个例子里，我们便已经可以看出阴与阳虽然它们之间有相互对立的一面，但也有其相互作用的一面，它们之间根本是一个整体，阴不能够离开阳，阳也不能够离开阴，所以我们绝对不能够把阴和阳孤立起来。

3. 阴升阳降　所谓阴升阳降，简单地说，就是阴与阳相互吸引的意思，换句话说也就是阳趋向于阴，阴趋向于阳。按照阴阳属性来说，上为阳，下为阴，阴向阳那里跑，其跑的方向就是由下向上，所以叫做阴升，阳向阴那里跑，其跑的方向是由上向下，所以叫做阳降。阴为什么能够上升呢？那是受了阳的作用和影响。比方上面所说的油灯那个例子，油为什么能够不断地向燃点那个方向跑呢？那是受了火的作用和影响。又比如地上的水，为什么能够变成气跑上天空呢？那是因为受了天上太阳照射的作用和影响。换句话说，阴在没有阳的作用和影响之下，它便不能够上升，同样的阳为什么能够下降呢？也是阴的作用和影响，也就是说阳在没有阴的作用和影响之下，它便不会下降。我们前面说过，阴与阳之间，基本上是一个整体，阴不能离开阳，阳也不能离开阴，为什么不能离开呢？通过什么过程来相互作用呢？那就是阴升阳降，阴阳相互吸引的结果，由于阴阳之间有这样一个特性，所以阴和阳也就很自然的结合在一起，互相依存，互为根本了。

4. 阴阳平衡为适，偏胜则病　阴与阳是不能分离的，是相互作用的，但是它们之间有一个特点，即阴与阳在作用上必须是一个平衡的状态，任何一方面偏多偏少、偏重偏轻，都不能使事物的变化正常进行。举一个例子来说，我们蒸饭必须要有适量的蒸气才能把饭蒸熟，蒸气的来源是灶里面的火和锅子里面的水相互作用后产生的。我们想要水和火相互作用产生出来的蒸气能够恰到好处，把饭蒸好，那么就必须要使炉子里面的火和锅子里面的水作用相等才行。如果炉子里面的火太小了，锅子里面的水太多了，它便不能产生出蒸气，饭是蒸不熟的。相反的，如果炉子里面的火太大了，锅子里面的水太少了，一会儿水就烧干了，甚至把锅烧破了，当然也不能产生适量的蒸气，饭也是蒸不熟的。在物质阴阳属性上来说，水是阴，火是阳，因此水与火之间的关系，也就是阴与阳之间的关系。这类例子多得很，但是从这一个例子，我们就可以看出阴与阳的关系必须是一个平衡的关系，任何一方面的偏胜都是不行。我们常常听人说阴阳调和一类的话，其实所谓调和也就是平衡的意思。

5. 阴阳变化，动而不已　所谓阴阳变化，动而不已，也就是说阴阳之间变化不是静止的，而是不停地在变化在运动。一个阴阳变化之后，马上又接着一个新的阴阳变化。阴与阳之间的关系，虽然是一个平衡的关系，但这个平衡不是静止的，而是一个动的平衡。比如以上所举油灯的例子，水火化气的例子都是这样。火与油的作用在一个平衡的状态下，油灯便发生照明的作用，但在燃烧的过程中，油与火均不断地在发生变化，因此油与火之间也必须随之重新平衡，否则就不能继续作用。水与火的作用也是这样，在水火平衡的状态之下，便能产生蒸气发生作用，但在燃烧的过程中，水与火也均不断地在发生变化，因此水与火之间也必须随之重新平衡，否则就不能继续作用。例子多得很，但从这两个现成例子，我们就可以看出阴阳变化基本上是一个动的变化，阴阳平衡也是一个动的平衡。换句话说，阴阳之所以有变化也正是由于不断运动而产生，如果没有运动也就没有变化。

6. 重阳必阴，重阴必阳　所谓重阳必阴，重阴必阳，也就是说阳到了极度，它可以表现出阴的现象，阴到了极度，它可以表现出阳的现象。换句话说，就是阴与阳在一定程度上可以相互转化。现在仍然举一个例子来帮助说明。每年的夏季，天气都很热，按道理讲天气愈热，自然环境也应该愈干燥，地面上很热，地下也应该很热才对，但是实际上不然，生活经验上告诉我们，夏天愈热下雨也愈多，自然环境也愈潮湿，山洞里和山里流出来的泉水也愈凉快。夏季、热，在阴阳属性上都是属于阳；下雨、潮湿、清凉，在阴阳属性上都是属于阴。天气愈热，下雨愈多，潮湿愈重，地里愈清凉，这些现象就是重阳必阴；同样的情况，冬天天气很冷，按道理讲天气愈冷，自然环境也应该潮湿一些才对。地面上冷，地下也应该相应的冷一些才对，但是实际上也不然，生活经验上告诉我们，冬天愈冷，自然环境中也愈干燥，地下山洞里和山里流出来的泉水也愈温暖。冬季、寒冷，在阴阳属性上都是属于阴；干燥、温暖在阴阳属性上都是属于阳。天气愈寒冷，气候也愈干燥，地里和水井里也愈温暖，这些现象也就是重阴必阳。从以上所举例子可以看出阴阳变化重阳必阴，重阴必阳的规律，说明了阴和阳在一定程度上是可以转化的。但是这个转化绝对不是等于还原，而是属于一个新的变化，由重阳而引起的阴象与重阴而引起的阳象，它与一般的阴象和阳象仍然是有区别的。所以中医书中又说阳极似阴，阴极似阳，所谓似阴似阳，只是说它从现象上来说与一般阴阳的现象相似，换句话说它在本质上仍然有所不同。

7. 阳化气，阴成形　所谓“气”，大致上是指作用。所谓“形”，就是指形体。所以所谓“阳化气，阴成形”，也就是说阴阳变化中，阳是指阴阳变化中所发生的作用，阴是指参与变化的物质。作用我们是用眼睛看不见的，所以一般说阳是无形的，物质我们是看得见的，所以一般说阴是有形的。无形的作用和有形的物质相互作用便发生变化，比如以上所说的油灯，点灯用的油是有形的，所以它是阴，点灯用的火，它在表面上虽然也是有形的，但它使油燃烧的热力作用是无形的，所以它是阳。油灯里的油和点灯的火相互作用发生燃烧，是阴阳相互作用。换句话说也就是有形的物质和无形的作用相互作用。

8. 阴为阳之基，阳为阴之统　所谓阴为阳之基，就是说在阴阳变化中，阴是阳的基础；所谓阳为阴之统，就是阳是阴的统帅。我们前面说过，阳是指作用，阴是指物质，作用的发生是在先有物质的基础上发生的，没有物质就根本不会产生什么作用，所以说阴是阳的基础；反过来说，物质如果没有作用来使它发生变化，那么它也根本不能发生什么作用，所以说阳是阴的统帅。阴虽然产生了阳，但它本身是被动的，又必须受阳的统帅和支配才能发生变化，比如以上所说油灯的例子。油灯的燃烧，油是基础，没有油是燃烧不起来的，但燃烧起来以后，油便成了被动，火的作用继续，它也继续，火的作用停止，它也就停止。阴是有形的，所以由阴生阳的这种现象又叫有形生无形；阳是无形的，所以由阳统阴的这种现象又叫无形化有形。从这里可以看出来阴阳变化中，阴与阳虽然是不可分离的一个整体，但是仍然是以阴为最先的基础，换句话说，也就是没有物质就没有变化。

（三）阴阳学说在医学上的应用

阴阳学说在医学上应用面很广，它贯穿到了中医学的各个方面，现在我们分别的作下列简单介绍：

1. 可以用阴阳概念来区分人体的部位及脏腑属性

人体的部位不外上下、内外、左右、背腹。中医认为这些都可以用阴阳来加以区分，例如：在上的是阳，在下的是阴，在外的是阳，在内的是阴，在左的是阳，在右的是阴，在背面是阳，在腹面是阴等。

人体内的脏腑可以分为五脏六腑，五脏就是：心、肝、脾、肺、肾；六腑就是：胃、小肠、大肠、膀胱、三焦、胆。这些也都可以用阴阳来加以区分。从总的方面来说，五脏都属阴，六腑都属阳，但具体到脏腑本身来说，脏腑之中又都可以再分阴阳，例如心肺属于阳，肝脾肾属于阴。阴脏与阳脏之间又可以再分阴阳，例如：心是阳中之阳，肺是阳中之阴，肾是阴中之阴，肝是阴中之阳，脾是阴中之至阴等等。

用阴阳来区分人体的部位及脏腑属性在临床上的主要意义是：一方面可以用它来作为研究分析认识人

体的一个标志，再一方面可以用它来说明人体各部分的特点以及它们之间相互的关系和变化。

2. 可以用阴阳概念来说明人体的生理现象　在中医的概念中，人体生命的起源以及人体内各种正常生理活动的产生，都是由于阴和阳相互作用而产生的，因此人体的生命现象以及人体内的各种正常生理活动现象，也都可以用阴阳概念来加以说明。

人类生命的起源，从大的方面来说，中医认为是受了天地之间的正常作用而产生的。在阴阳属性上，天就是阳，地就是阴，天上的阳气同地上的阴气相互正常作用便产生了生命。从小的方面来说，人体生命的由来，是由男女二性相交而产生的，在阴阳属性上男就是阳，女就是阴，在男女相交的作用下便产生出了新的生命。假如说，有天无地或者说有阳无阴，比如说天上只有太阳的热力，但地上却没有水来参与作用，或者是人类中只有男性没有女性，这样也不能产生生命或者是产生新的生命。从这里可以看出来，人类生命的起源是起源于阴阳，只有在阴阳正常变化的基础上才可以产生出生命。

人体内各种正常生理活动的产生，中医也认为是由于阴和阳彼此相互作用而产生的，因此，人体中的各种正常生理现象也都可以用阴阳的概念来加以说明。在人体中，阳大致上是指各种无形的作用，比如说：消化的作用叫做脾阳，排尿的作用叫做肾阳等等。阴大致上是指构成人体正常生理活动所需要的各类有形物质，比如说：血液叫做心阴，精液叫做肾阴等等。人体内各种生理活动之所以能够正常进行，主要就是由于人体内有形的物质和无形的作用相互作用的结果。人体的各个器官，在物质的基础上产生了作用，反过来各个器官的作用又变化了物质。这种变化是物质的变化，是正常的生理变化，换句话说也就是阴阳的变化。

3. 可以用阴阳概念来说明人体的病理现象　我们在前面讲过了，人体之所以能有生命，人体中各种生理活动之所以能够正常进行，基本上都是由于阴阳变化而产生。换句话说，阴阳之间的变化如果是一种正常的变化，那就是一种生理现象。反之，如果是一种异常变化，那就是一种病理现象。阴阳变化的一般规律，我们在前面讲过了，这些规律我们完全都可以用来说明人体的生理和病理现象。阴阳变化的规律当中，最重要的就是阴阳平衡，因为只有在阴阳平衡的情况下，阴阳之间的变化才是正常的变化，反之就属异常。比如说人体中如果阳气太盛了，换句话说也就是人体器官在病因影响下作用太旺盛了，那么，在临床上就会出现发热或者其他紧张亢进的现象，这种现象中医书里面叫“阳盛则热”；与此相反，人体中如果阳气衰退了，换句话说，也就是在病因影响之下，人体正常生理作用不够了，那么，在临床上就会出现寒冷或者其他各种衰弱或衰竭的现象，这种现象中医书里面叫做“阴盛则寒”。另一方面，人体中阳气亢进紧张到了极点，有时也可以出现阴寒的现象，比如说有些急性的疾病，在体温过高的时候，患者常常会出现四肢厥冷，皮肤青紫，脉搏微细，这种现象中医书里就叫做“重阳必阴”，“阳极似阴”或者叫作“真热假寒”。人体中阳气衰退到了极点，有时也可出现阳热的现象，比如说有些慢性的疾病，患者在衰弱、衰竭到了极度，死亡之前常常会出现精神焕发，食欲增进，脉大脉快等作用旺盛或紧张的现象，这种现象中医书里就叫做“重阴必阳”，“阴极似阳”，或者叫做“真寒假热”，民间一般叫做回光返照，认为这是一种死亡的前兆。这类例子多得很，一时是说不完的，但是从这里我们便可以看出来，阴阳变化的规律，不但可以用它来分析认识宇宙间一切万事万物，也同样可以用它来说明人体中的生理变化和病理变化。在人体中阴和阳也是互根的，阴和阳的变化也是动而不已的，阴阳平衡就是正常的生理现象，阴阳偏胜就是病理现象。

4. 可以用阴阳概念来指导诊断　人体的生理和病理现象，既然都可以用阴阳概念来加以说明，那么，在人体的疾病诊断上当然也是毫无疑问的可以用阴阳概念来加以指导。阴阳在诊断方面的具体运用，一般大致上可以概括为下列几点：

（1）可以用阴阳概念来区分人体的体质和体型：人体的体质和体型，由于各个人的生长、生活环境、先天后天等条件不完全相同，因此每个人的体质和体型也不完全相同，这些不同的体质和体型，一般都可以用阴阳概念来把它区分。

具体细致的区分，根据中医文献上的记载，一般可以把人体的体质体型用阴阳概念来区分为下列五类：

1）太阴之人：这一类型的人，性格上比较自私，不喜欢帮助人家，爱家居，不喜欢外出，也不大爱说话，作起事来动作也比较缓慢，有事心里也不急。

2）少阴之人：这一类型的人，心胸比较狭窄，容易妒忌人家，走起路来胸不挺背不直，爱望着地走路，有前倾的样子。

3）太阳之人：这一类型的人，生活上比较散漫，但欲望高，爱说大话，吹嘘自己，行动也比较鲁莽，个性也很强，态度上也比较傲慢，失败也不后悔。

4）少阳之人：这一类型的人，性格上一般也有自高自大，容易自满，喜欢交际应酬，爱仰着面摇摇摆摆的把手放在后面走路。

5）阴阳平和之人：这一类型的人，行动上从容稳重，碰到困难也能够沉得住气，不致于过分恐惧，有高兴的事也不致乐得发狂，能够很好的适应环境而且态度谦虚大方。

这五种类型，总的来说基本上都可以归纳为阴型、阳型、阴阳和平型三个大类。大体上来说，在性格上喜动的，容易急躁的这一类人，就可以列属于阳型；喜静的，表现缄默的这一类人，就可以列属于阴型；动静适宜，无过无不及的这一类人，就可以列属于阴阳和平型。

（2）可以用阴阳概念来归类临床上各种证候：我们前面讲过了，人体中各种活动都是由于阴和阳相互作用而产生的。如果阴阳作用平衡，变化正常，那便是生理现象。如果阴阳作用不平衡，偏多偏少，那便是病理现象。因为这样，所以人体的疾病也就大致可以把它概括为阴证和阳证二大类，不是属于阳证就是属于阴证。临床中凡是患者在症状上有发热、红肿、干燥……的，在作用上有旺盛、紧张、亢进……的，便都可以归入阳证的范畴。凡是患者在症状上有清冷、灰暗……的，在作用上有衰退、迟缓、抑制……的，便都可以归入阴证的范畴。临床症状虽然是千变万化，但总的说起来不是阴证便是阳证，所以任何症状也就都可以用阴阳概念来加以归类。

（3）可以用阴阳概念来分析人体发病机转：人体各种疾病原则上都可以用阴阳概念来把它归类为阴证或阳证二大类，但是由于阴阳是互根的，阴阳是不能分离的，因此阳证的发生可以由于人体阳气本身在病因作用之下自己的偏胜所发生，这就像我们以前所讲的阳盛则热。但是也可以由于在病因作用之下阴液不足，阴阳失去平衡，相对的显出阳多了所发生，这也就如像我们以前所讲的阴虚生热。也可以由于在病因作用之下阳气衰弱到了极点而产生，这就好像我们以前所讲的重阴必阳，回光返照现象。另外，阴证的发生也是一样，可以由于人体阴气的本身偏胜所发生，这就如我们前面讲的阴盛则寒。但也可以由于人体在病因作用之下的阳气虚弱，阴阳失去平衡相对产生，这就像我们前面所讲的阳虚生寒。但也可以由于人体在病因作用之下阳气旺盛到了极点而产生，这就好像我们前面讲的重阳必阴，阳极似阴的现象。人体在受病因作用以后的发病机转，不是阳盛便是阴盛，不是阳虚便是阴虚。阳有病往往涉及到阴，阴有病也往往涉及到阳，这些都可以用阴阳概念来加以说明和认识，从而作出了正确的诊断。

5. 可以用阴阳概念来指导治疗　疾病的诊断上既然可以用阴阳概念来作指导，那么在疾病的治疗上当然也是毫无疑问可以用阴阳概念来作指导了。在用阴阳概念来指导治疗方面，我们分为下列二方面来讲。

（1）可以用阴阳概念来作为临床上辨证施治的最高纲领：我们前面讲过了，临床上任何症状都可以用阴阳来加以分类，症状虽多但不外是阴证和阳证二种，不是阴证便是阳证，因此在临床的治疗上也就不是治阴就是治阳。阳盛了我们便可以用制阳的办法来作治疗，阳虚了我们便可以用扶阳的办法来作治疗。阴盛了我们便可以用祛阴邪的办法来作治疗，阴虚了我们便可以用补阴的办法来作治疗。这样的治疗也就是我们一般所说的虚者补之，实者泻之。如果阳病发生的原因不是由于人体阳气的本身，而是由于阴病的影响，那么我们首先便要治阴，阴气正常了，阳气也就自然的正常了，在中医书上这就叫做阳病治阴。同样的道理，如果阴病发生的原因是由于受阳病的影响，那么我们便首先要治阳，在中医书上这就叫做阴病治阳。治疗疾病的方法虽然多种多样，但从原则上来说也就不外乎治阳、治阴、阴阳兼治、阳病治阴、阴病治阳等几类。而这些又都是根据阴阳的特性及阴阳之间相互关系定出来的，所以它可以作为我们在临床上辨证施治的最高纲领。

（2）可以用阴阳概念来选择和运用药物：在中药的性能上，一般可以分为四气、五味、升降、浮沉等等，而这些区分都可以用阴阳概念来加以说明和运用。

四气就是寒、热、温、凉等四种作用，其中寒和凉在阴阳概念上来说就是属于阴，温和热在阴阳概念上就是属于阳。在疾病治疗上阴证就可以用温热一类阳药来作治疗，阳证就可以用寒凉一类阴药来作治疗。

五味就是辛、甘、酸、苦、咸等五种味道。其中辛味和甘味的药物在阴阳概念上就属于阳，酸味、苦味、咸味的药物在阴阳概念上就是属于阴。为什么辛味和甘味的药物属于阳呢？这因为辛味和甘味的药物一般都有旺盛人体阳气的作用，所以属于阳。具有酸味、苦味、咸味的药物，一般都有涌泄、收敛、清降的作用，所以属于阴。具有辛味和甘味的药物都有上升的作用和发散的作用，所以具有辛散作用的药物也属于阳，具有酸味、苦味、咸味的药物一般都有向下的作用和清降的作用，所以具有沉降作用的药物也属于阴。

中药虽多，但在性味区分上来说也就不外这几类。这几类都可以用阴阳概念来加以选择和运用。

二、五　　行

（一）五行是什么

“五”就是指自然界中水、火、木、金、土等五类物质。“行”就是运行和变化的意思。因此所谓“五行”，简单地说就是指自然界中水、火、木、金、土等五类物质的变化以及它们之间的相互关系。原始的五行概念是古人从生活实践中体会出来的，因为水、火、木、金、土这五类物质，都是人们日常生活中所必须的生活资料，比如说，水火可以供给人们饮食，金木可以供给人们兴建，土地可以生长出来东西，用木材可以燃烧生火，用水可以使火熄灭等等。由于水火木金土这五类物质是人们生活中所必不可少的必须物质，也是自然界中最主要的五类物质，它们之间各有特性，也相互依存不可分离，因此古代学者们也就利用它们的特性来对自然界中一切事物进行归类。自然界中一切事物之间的相互关系也都可以用这五类物质之间的相互关系来说明。于此，原始的五行概念便发展成为了五行学说，成为古代解释和推演自然界中一切事物变化的基本理论体系，在医学中它也就成为一个中心的指导思想，贯穿到中医学整个内容之中。

（二）五行的特性

我们前面说过了，水、火、木、金、土这五类物质各有它们的特性，它们的特性是什么呢？现在我们分开来加以介绍：

1. 水的特性　水的特性主要可以归纳为下列几点：

（1）寒凉：大家都知道，水在自然情况之下是凉的是冷的，所以寒凉就是水的特性。从归类方面来说，自然界中的一切事物和现象，只要它表现了寒凉的现象便都可以列属水的范围。比如说，每年的冬季在五行中来说是属于水。为什么冬季属于水呢？这是因为冬天寒冷，寒冷是水的特性，所以冬季属于水。

（2）就下：就下就是向下走的意思，大家都知道水是向下流的，所以就下也是水的特性。因此，自然界中一切事物和现象，凡是具有向下的特点的也都可列属水的范围。比如说，一切液体类的物质，它们都有向下流动的特点，所以都可以叫作水。

（3）滋润：大家都知道，水类物质都有滋润的特性。比如说东西干燥了，我们洒上一点水，它就可以滋润些，因此自然界中一切事物和现象，只要它具有滋润的作用，也便都可以列属水的范围。

（4）闭藏：闭藏也是水的特性，因为水都是从地里出来的，好像埋藏在地里的缘故。因为水有闭藏的特性，所以自然界中一切事物和现象，只要具有闭藏特性的，也便都属于水的范围。比如说我们上面举的例子，每年冬季属于水，冬季属于水的原因，一方面固然因为冬天寒冷，寒冷是水的特性，另外一方面也因为冬季里许多东西都不生长，好像是闭藏起来的缘故。

2. 火的特性　火的特性，主要也可以归纳为下列几点：

（1）炎上：炎就是旺盛的意思，上就是向上。火燃烧起来一般都有旺盛向上的感觉，所以炎上是火的特性。因为炎上是火的特性，所以自然界中一切事物和现象，只要它具备有过度旺盛的特点或者有旺盛的作用的，便可以列属于火的范围。比如说人体发热过高，一般说是有火。脾气太大，容易发怒，一般也说是肝火太大。为什么这些现象也说是火呢？这就因为发热过高或爱发脾气，都有旺盛紧张情况，类似火的特性的缘故。

（2）温热：火是热的，是烫的，生起火来就可以使人产生温暖的感觉，所以温热是火的特性。因为温热是火的特性，所以自然界中一切事物和现象，只要它具备有温热的特点或者有温热的作用，便可以列属于火的范围。比如说方位上的南方，在五行中是属于火，每年的夏季也是属于火。为什么南方和夏季属于火呢？因为南方天气比较温暖，夏季天气炎热的缘故。

（3）红亮：火是红的，火光是亮的，所以红亮也是火的特性。因为红亮是火的特性，所以自然界中一切事物和现象，凡是在外观上或现象上具有红亮的特点，便都可以列属于火的范围。比如说一个人皮肤上生疮，这个疮的外观是红的亮的，是热的是烫的，一般便叫它有火，这也便是因为火的特性是温热红亮的缘故。

（4）化物：化就是消化，物就是物质，化物就是把物质化去的意思。任何东西都可以用火把它化去，所以化物也是火的特性。因为化物是火的特性，所以自然界中的一切事物和现象，只要它具有化物的现象和作用，便都可以把它列属于火的范围。比如说一个人容易饥饿，吃饭总觉不饱，或者是口渴喝水，喝得很多也不能解渴，这种现象一般便认为人体里面的火太大了。吃了饭不消化，吃什么拉什么，一般便认为这是火不够。火大了化物的作用太强，吃进去的食物一会儿便消耗完了，所以就食不解饥，饮不解渴。火太小了，吃进去的东西根本不能消化，所以就吃什么拉什么。为什么这些现象都属火的范围呢？这就是因为化物是火的特性的缘故。

3. 木的特性　木的特性，主要也可以归纳为下列几点：

（1）曲直：曲就是弯曲，直就是伸直。树木在外力的作用下，可弯曲和伸直，所以曲直是木的特性，所以自然界中一切事物和现象，只要具有曲直的特点，便都可列属于木的范围。比如说人的四肢，能够伸直，也能够弯曲，这种能曲能直的作用，一般便认为是木的作用。为什么人的四肢曲直作用说成是木的作用呢？这就是因为曲直是木的特性的缘故。

（2）易动：五行之中以木最容易动，自然界中一个小的变化，首先摇动的就是树木，所以易动也是木的特性。因为易动是木的特性，所以自然界中一切事物和现象，只要它有易动的特点的，也就可以列属于木的范围。比如说，人体在病因作用之下，四肢发生抽动，一般便属于木病。为什么把四肢抽动的疾病列属于木的范围呢？这也就是因为易动是木的特性的缘故。

（3）喜伸展：木是喜欢伸展的，比如说一棵树木，它如果在外力作用之下，不能够自然伸展的话，那么它便会发生弯曲或者紧张的现象，所以伸展自如是木的正常情况。换句话说这也就是木的特性。因为木的特性是喜欢伸展，不喜欢抑郁，所以自然界中的一切事物和现象，只要它具有喜伸展的特性的，也就都可以把它列在木的范围。比如说人体在病因作用之下而产生的四肢痉挛紧张，或者因生气忧郁而产生胁肋疼痛，胀满等症状，一般就叫它木郁。为什么这些现象说它是木郁呢？这也就是木的特性是喜伸展，生气忧郁等等可以使木得不到伸展的缘故。

4. 金的特性　金的特性主要也可以归纳成下列几点：

（1）发声：凡是金属，敲它都可以发出清脆、响亮的声音，所以发声是金的特性。因为发声是金的特性，因此，自然界中一切事物和现象，只要它具有发声的特点的，便都可以把它列在金的范围。比如说人说话的声音低小或者沙哑或者咳嗽，一般便认为是金有病。为什么把人说话声音嘶哑、咳嗽等现象说成是金病呢？这也就是因为发声是金的特性的缘故。

（2）从革：革就是变革或者改革，从革就是可以随从其他作用而变革的意思。金类物质一般说来虽然坚硬，但它常常可以随外力的作用，尤其是火的作用使它发生改变，所以从革是金的特性。因为从革是金的特性，因此自然界中一切事物和现象，只要它具有从革的特点的，便都可以把它列在金的范围。比如说人体中的肺脏属于金，为什么肺属于金呢？这也就是因为人体中的肺脏是最娇气的一个脏容易受外因作用而改变，尤其是容易受火的作用而改变其正常作用，与金的特性相类的缘故。

（3）肃杀：肃就是肃清，杀就是杀灭，肃杀就是肃清杀灭的意思。金类物质一般都很坚硬锋利，对其他东西有肃清和杀灭的作用，所以肃杀是金的特性。因为肃杀是金的特性，因此自然界中一切事物和现象，只要它具有肃杀的特点的，便都可以把它列在金的范围。比如说，一年四季中，秋季是属于金，为什么秋季属于金呢？这也就是因为在秋季中，树凋叶落一片萧条，和夏天欣欣向荣的情况完全两样，就好像被什么东西肃清和杀灭了一样，和金的特性相类的缘故。

5. 土的特性　土的特性，主要也可以归纳成下列几点：

（1）载物：载就是承载，物就是物质。自然界中的一切物质都是由土地来承载，所以载物是土的特性，因此自然界中一切事物和现象，只要它有载物的特点的，便都可以把它列属于土的范围。比如说每年的长夏属于土。为什么长夏属于土呢？这就是因为六月里自然界中万物生长得最茂盛，土地上承载的东西从现象上来看好像是最多的缘故。由于载物是土的特性，金、木、水、火都是在土的载物作用的基础之上产生的，没有土就没有其他四个，所以土在五行中是最重要的。一般说土是万物之母，又说土载四行，也就是这个意思。

（2）生化：生就是生长，化就是变化，生化二字联系起来看，就是生长变化的意思。自然界中各种东西都是从土地里生长变化出来的，所以生化是土的特性。由于生化是土的特性，因此自然界中一切事物和现象，只要它有生化的特点的，便也都可以把它列属于土的范围。比如说人体中的脾胃，在五行归类上便属于土。为什么脾胃属于土呢？这就是因为人体脾胃的作用，主要是把吃进去的饮食变化成新的物质来供给人体的需要，与土的特性相类的缘故。

五行的特性，一般来说大致上就是这些。从这里我们便可以看出，我们在哲学上或者医学上所谈的五行，主要就是谈它的特性，而不一定是很狭隘的谈水、火、木、金、土这五个具体的物质本身，这一点必须加以了解和习惯，也只有这样，才能正确理解五行学说的唯物本质。

（三）五行之间的相互关系

我们前面谈过了，水、火、木、金、土这五类物质，它们之间各有特性，但也相互依存，相互关系不可分离。五行之间的相互关系有哪些呢？归纳起来，一般大致可以分为以下几种：

1. 相生关系　生就是资生，相生就是相互资生，相互促进的意思。五行之中都具有相互资生，相互促进的关系，这种关系就叫做相生关系。

五行的相生关系是：水生木、木生火、火生土、土生金、金生水。从这里可以看出五行之中任何一行都有生我和我生二方面的关系。比如说木生火、火生土，假如我是火的话，木便是生我，土便是我生。其他四行也是一样，都可以以此类推。

五行相生的关系是古人从长期生活实践中观察总结出来的，因为树木的生长，必须要有水的灌溉，可见水对于木有资生助长的作用，所以说水生木。木材可以燃烧生火，可见木对于火有资生助长的作用，所以说木生火。土地要生长变化出来东西，没有阳光的热力作用是不行的，可见火对于土有资生助长的作用，所以说火生土。金属类物质是埋藏在地下的，是在土中生长变化出来的，所以说土生金。一般来说，高山有金属埋藏的地方都有水源，所以说金生水。

2. 相克关系　克就是克制，相克就是相互克制、相互监督的意思。五行之中都具有相互克制、相互监督的关系，这种关系就叫做相克关系。五行相克关系是：水克火、火克金、金克木、木克土、土克水。任何一行都有克我和我克二方面的关系。比如说水克火、土克水，假如我是水的话，土便是克我，火便是我克，其他四行也与此一样，可以类推。

五行的相克关系，如同相生关系一样，也是古人从长期生活实践中观察总结出来的。因为水可以使火熄灭或者使火力不致于过大，可见水对于火有克制的作用，所以说水克火。金属类物质虽然坚硬，但在火的作用下，可以使它改变，使它软化，可见火对于金有克制作用，所以说火克金。用金属工具砍伐树木，常常比用其他工具便利得多，可见金对于木有克制的作用，所以说金克木。树木的根可以在地下窜得很远，使坚实的土地受到影响，可见木对于土也有克制的作用，所以说木克土。水池水坑可以用土来填平，洪水为灾可以用土筑堤来抵挡，一般说兵来将挡，水来土掩，可见土对于水有克制的作用，所以说土克水。

3. 制化关系　制就是克制，化就是生化，制化关系就是既有克制又有生化的意思。我们前面讲过水火木金土这五类物质，彼此间具有相生的关系，也具有相克的关系，但这二方面的关系并不是单独存在的，而是相生相克二方面的关系同时存在，也同时作用。在相生中同时存在着相克，在相克中同时存在着相生，这种相生相克同时存在同时作用的关系，便叫做制化关系。五行之间因为有了制化关系，所以它们之间才维持了一个无过无不及的平衡局面。但从这里我们也可看出五行中的相生关系，固然是好的，相克的关系也是好的，没有生就会不及，没有克就会太过。也就是说要想维持一个正常平衡的局面，没有生不行，没有克也不行。

五行的制化关系是：水克火、火生土、土克水，火克金、金生水、水克火，木克土、土生金、金克木，金克木、木生火、火克金，土克水、水生木、木克土。

从以上五行制化关系，可以看出五行之中相生与相克关系是同时存在的，也是同时作用的。生的当中含有克的作用，克的当中含有生的作用，现在我们以火为例来加以说明。

（1）火能生土：火是土之母，土是火之子。火生土从表面上来看，火是帮助了土，但是土能克水，水有克火的作用，因此火生土的结果，实际上是通过了土克水的关系来保证了火本身的正常。

（2）火能克金：火是金之主，金是火之仆，火克金从表面上看来，火确是克制了金，但金能生水，水有克火的作用，因此在火气太甚，金被克太过的时候，金便能促使其所生的水来克火，使火的作用受到了约束，从而也减少了火对金的过分克制，这种现象一般叫做子复母仇。正因为五行之间有这样一种亦制亦化的关系，所以生我、我生，克我、我克都不会太过，也不会不及，因而维持了正常协调与平衡。

4. 相乘相侮关系　乘就是乘袭，也就是成乘虚而入，侮就是乘侮，也就是以下犯上。相乘相侮就是指五行之间，在异常情况下所产生的反常现象。我们前面讲过了，五行之间在正常情况下具有相克的关系，水克火、火克金、金克木、木克土、土克水，这是指一般正常情况而言，也是指五行本身在平衡情况下的属性而言。但是在病理情况下，五行之间的平衡常常被打破，量的方面也常常会发生改变，这样便会出现相乘或相侮的现象。

什么叫作相侮呢？相侮就是反克，在正常的情况下水是克火的，但在异常的情况下，水火之间在量的方面已经有所改变时，水便不一定能够克火，比如说水太少了，火太多了，在杯水车薪的情况下，这时水便不但不能克火，反而会被水烧干，这种火克水的情况就叫反克，也就是相侮。

相乘与相克的情况相似，例如：火乘金、金乘木等等，都叫相乘，但在性质上相乘与相克却完全不同。相克一般来说是正常的，它与相生同时存在，同时作用。例如火可以克金，但金又可以生水，而水又可以克火，因此火虽然可以克金，但由于金生水的关系，可以对火发生反制作用，所以火对于金便不能够过分，这也就是说火虽然可以制约金，但金又可以反转来约制火，因此相克的关系，实际上是一个相互制约的关系，所以说相克是正常的。相乘则不然，它往往与相侮同时存在，完全是一个异常的现象，火太大，水太少，水已经不能够对火产生约制作用，因此，这时火对于金，便不是一般的相克而是毫无顾忌，大肆损害了。为什么这时火对于金能够毫无顾忌大肆损害呢？这就是因为在相侮的情况下，金对于火已经失去了反制的作用，所以火才能乘虚而入的缘故。这也就是为什么对这种现象叫相乘而不叫相克，也就是为什么相侮和相乘一般总是同时出现的原因。

5. 母子主仆关系　我们前面谈过了，五行之中任何一行都有生我和我生，克我和我克的二重关系。其中生我和我生的关系就是母子关系。生我就是母，我生就是子，克我就是主，我克就是仆，因此克我和我克就是主仆关系。母与子是相互作用，相互影响的，母强子也强，母弱子也弱，母病可以影响子，子病可以影响母。主与仆也是相互作用，相互影响的，主仆关系正常，关系就可以处得很好，主仆关系失常，那就会失去协调。主太强了，仆受到了过大的约束，这就会限制了仆的正常作用。仆太强了，主就不能正常地对仆约束，这就会出现反克或相侮的欺主现象。

五行之间的相互关系，一般来说大致就是以上这几种，在这几种关系的当中，主要关系就是相生关系与相克关系，其他三种关系实际上都是相生与相克关系的基础上产生出来的。从五行之间的相互关系中，我们就可以看出了五行之间的关系是相互依存的，也是相互作用的，是有机的联系在一起的。因此，我们可以利用五行的特性和它们相互之间的关系来说明及分析自然界中一切事物包括人体在内的各种复杂变化。

（四）五行学说在医学上的具体运用

五行学说在医学上的运用面极其广泛，它贯穿到了医学中的各个方面，不论在人体生理、病理、诊断、治疗等各方面，可以说都脱离不了五行。现在我们分开来作下列简单介绍：

1. 五行学说在人体生理病理方面的应用　人体正常生理现象和异常病理现象方面，完全可以用五行的特性来加以归类，并且也可以用五行之间的相互关系来加以说明。在具体应用方面，一般大致可以归纳为下列几种：

（1）可以用五行概念归类人体的脏腑经络：人体的脏腑和经络都完全可以用五行来加以归类，例如：脏腑方面的肾和膀胱，经络方面的足少阴、足太阳，都可以归属于水。

脏腑方面的心、小肠、心包络、三焦，经络方面的手少阴、手太阳、手厥阴、手少阳，都可以归属于火。

脏腑方面的肝、胆，经络方面的足厥阴、足少阳，都可以归属于木。

脏腑方面的肺、大肠，经络方面的手太阴、手阳明，都可以归属于金。

脏腑方面的脾、胃，经络方面的足太阴、足阳明，都可以归属于土。

（2）可以用五行概念来说明人体中各个脏器的性能：前面讲过了，人体五脏六腑都可以用五行概念来加以归类，因此五行的性能也就是五脏的性能。我们前面讲过：水的特性是寒凉、就下、滋润、闭藏，人体肾脏在五行中是属于水，因此肾脏的性能也是寒凉、就下、滋润、闭藏。火的特性是温热、红亮、化物，人体心脏在五行中是属于火，因此心脏的性能也是温热、红亮、化物。其他三脏与此一样，可以类推，总的说来五行的特性也就是人体五脏的特性。

（3）可以用五行概念来说明人体中各个脏腑间的相互关系：五行的特性既然可以代表五脏的特性，因此五行之间的相互关系也就是五脏之间的相互关系。我们前面谈过五行之间的相互关系有相生的关系和相克的关系，以及由相生相克关系中推演出来的制化关系、相乘相侮关系、母子主仆关系等几种。这几种关系完全可以用在人体脏与脏之间。

在相生关系方面，脏与脏之间的关系是：肾生肝，肝生心，心生脾，脾生肺，肺生肾。

在相克关系方面，脏与脏之间的关系是：肾克心，心克肺，肺克肝，肝克脾，脾克肾。

在制化关系方面，脏与脏之间的关系是：肾克心，心生脾，脾克肾；心克肺，肺生肾，肾克心；肝克脾，脾生肺，肺克肝；肺克肝，肝生心，心克肺；脾克肾，肾生肝，肝克脾。

其他如脏与脏之间的相乘相侮关系，和前面讲的一样，相乘就是乘虚而入，相侮就是反克。例如肾病可以反侮脾土，同时也乘虚损心。母子主仆关系也是一样，生我者就是母，我生者就是子，克我者就是主，我克者就是仆。母病可以影响子，如像肺病可以影响肾。子病也可影响母，如像肺病可以影响脾。主病可以影响仆，如肝病可以影响脾。仆病可以影响主，如肝病可以影响肺。

总而言之，人体中各个脏腑不论是生理现象或者是病理现象，都可以用五行概念来具体的加以说明。五脏之间生克变化和调便是生理现象，五脏之间生克制化失调便是病理现象。任何一脏生太过或者克太过，或者生不及或克不及，都会影响其他脏器而发生疾病。

2. 五行学说在疾病诊断和治疗方面的应用　五行学说在疾病诊断和治疗上的具体应用，大致上可以分为下列二方面来讲：

首先是我们可以根据患者临床症状上的特点联系五行的特性来对这些症状进行归类，看它是属于五行中的哪一行，从而确定患者疾病的部位在哪里。比如说人体四肢运动障碍或者是痉挛拘急抽风，在五行归类上，这便可以确定是木病，在人体脏腑来说，这便可以诊断其病在肝。又比如说全身水肿，小便不利，在五行归类上，这便可以确定是水病，在人体脏腑上来说，这便可以诊断其病在肾。

其次是在根据症状确定了疾病部位之后，我们还可以根据五行之间的相互关系来具体分析这些症状的发病机转，找出这个脏器有病是由什么原因发生的，是这个脏器在病因作用之下自病呢？还是由于其他脏器的影响而发生疾病呢？找出机转之后，即可根据病机辨证施治。举例来说，如果患者在症状表现是运动障碍或者痉挛拘急，这在五行归类上就可以列属木病，在脏器上也就属于肝病。肝病的发病机转可以由于肝木自病，但也可以由于其他脏器疾病的影响之下发生。肝与心有我生的关系，肝与肾有生我的关系，因此心与肾有病都可影响到肝。肝与脾有我克的关系，肝与肺有克我的关系，因此脾与肺有病也可以影响到肝。肝本脏自病，治疗上主要是直接治肝，由于其他脏器疾病的影响，那主要就要治其他脏器。于此可见，中医对疾病发生的机转，基本上是以五行概念来指导的，所以五行学说是中医诊断与治疗上的基本理论，也是中医临床上辨证施治方面的具体内容。

3. 五行学说与中药的关系　我们前面讲过了，中药在性能上，总的来说可以分为四气、五味、升降、浮沉等各方面，这些都可以用阴阳概念来加以认识和运用，但在具体运用药物方面，单凭阴阳概念显然是还不够的。对于各种药物在临床上的具体运用，中医还有所谓归经的说法。所谓归经，就是把药物的作用与人体的五脏六腑、十二经脉的关系结合起来，以说明某种药物对某个脏器或经络起着主要的作用。简单地说，也就是用归经来说明每一类药物都有它自己所产生作用的器官。如果这种药物作用主要在肝，一般就叫它肝经的药物；作用主要在肺，一般就叫它肺经的药物。如何知道某一种药，它是应该归于哪一经呢？除了从临床作用上来观察归纳以外，主要就是根据药物本身的形态、颜色、味道等来加以区分。颜色一般有所谓青、红、黄、白、黑等五色。味道前面已经谈过了，一般有所谓酸、苦、甘、辛、咸等五味。五色与五味都可以用五行概念来加以归类归经。例如：青色或酸味的药物，一般都属于肝经的药物。红色或苦味的药物，一般都属于心经的药物。黄色或甘味的药物，一般都属于脾经的药物。白色或辛味的药物，一般都属于肺经的药物。黑色或咸味的药物，一般都属于肾经的药物。药物的归经主要是以五色五味等来加以区分的，而五色五味等又是都可以用五行来加以归类的，所以五行学说不但可以用来说明人体生理病理现象，指导临床的诊断治疗，而且可以指导我们认识药性，归类药物，它使我们在归类和运用药物方面，更具体更细致的深入一步。

三、阴阳与五行的关系

根据我们以上所讲的一些材料，可以看出来阴阳与五行在应用上基本是一致的。阴阳学说原则性比较大，比如说自然界中的各种事物和现象，包括人体各种疾病证候在内，都可以用阴阳概念来加以区分，也都可以用它来说明它们之间的对立互根的关系。五行学说的个别性比较大，自然界中一切事物之间，包括人体内部的各个脏器在内，它们之间的相互关系和影响，都可以用五行学说来加以归类，并且可以用它们之间的关系来说明整个自然界包括人体在内错综复杂的变化。举一个例子来说，一个失血的病人，在整个证候性质上来说，他是属于阴虚的，这因为血在阴阳属性上是属于阴，失血的结果，必然血少。但为什么会失血呢？是哪一个器官发生毛病了呢？为什么会发生毛病呢？发生了毛病通过什么机转就会失血了呢？这些问题如果单用阴阳概念来说是说不清楚的，必须再用五行学说来加以分析，才能作出更具体更深入细致的结论。由于如此，所以我们说阴阳学说原则性比较大，五行学说个别性比较大。前者可以说明自然界包括人体在内的一切对立互根总的概念，而后者则可以具体分析其错综复杂的发病机转，二者虽然各有特点，但在应用上阴阳之中包括五行，五行之中又可分阴阳，所以阴阳与五行之间的关系，基本上是一个整体，它们之间的关系是一个不可分离的关系。

第二讲

天地人合一

天地人合一，《内经》中叫作“人与天地相应”。天和地是指整个自然界而言，相应就是指自然界中一切变化都与人体密切相关，换句话说也就是说自然界中一切变化都可以影响人体与之发生适应。人生活在自然界中，就好像鱼生活在水里一样，无时无刻不受到周围大环境的作用和影响，因此天地与人的关系基本上是一个整体，这种整体关系就叫作“人与天地相应”，也就是我们这里所讲的天地人合一，天地与人怎样合一呢？天地变化与人体有些什么关系呢？现在我们分开来讲：

一、天地变化与人体生理上的关系

（一）人禀天地正常之气而生存

人的生命是由于天地间正常变化而产生的。如果天地间没有正常变化，人的生命就不会存在。天地的变化基本上也是属于阴阳的变化。在阴阳属性上，天就是阳，地就是阴，天上的阳气下降，地上的阴气上升，天地之间阴阳相交。换句话说也就是自然界中无形的作用与有形的物质相互作用便发生了一切正常的变化，人也就禀受天地间的这种正常变化而能够生存。如果只有天气没有地气的作用，比如说天上只有太阳但是地上没有水来参与作用，或者是地上只有水但是没有天上的阳气来参与作用，这样的环境生命都是难以存在的。哪些是天地之间正常的变化和作用呢？这主要就是四时六气，所谓四时也就是每年的春夏秋冬四季，这四个季节的特点是春天温暖，夏天炎热，秋天清凉，冬天寒冷，这是一方面；另外一方面在春天里天地间万物都有一个萌芽生长或者开始活动的现象，举例来说，在春天里一切枯萎了的树木又开始萌芽生长了，冷冻了的土地和河水也解冻了，蛰藏着的小动物又开始活动了，自然界中充满了一片新生的现象，所以中医书里说春主生，或者简称“春生”，所谓“春生”也就是指在春天里自然界中万物都又重新开始萌芽生长的意思；在夏季里天地间万物都有一个生长成熟，欣欣向荣的现象，举例来说，在夏天里，一切植物长得都非常的茂盛，小的生物活动也都更形活跃，整个自然界中一片繁荣旺盛的现象，所以中医书里说夏主长，或者简称“夏长”，所谓“夏长”也就是指在夏天里自然界中万物都繁荣旺盛的意思；在秋天里天地间万物都有一个收的现象，举例来说，在秋天里植物生长的果实都成熟了，可以收取了，茂盛的树叶也开始下落了，酷热的天气也开始转为清凉了，许多生物的活动也开始减少了，整个自然界中开始有了一片萧条的现象，所以中医书里说秋主收，或者简称“秋收”，所谓“秋收”也就是指在秋天里整个自然界中万物都有收敛现象的意思；在冬天里天地间万物都有一个闭藏的现象，举例来说，在冬天里多数植物都枯萎了，河水也冻结了，许多小生物都蛰伏躲藏起来了，整个自然界中许多生命现象都好像藏起来了一样，所以中医书中说冬主藏，或者简称“冬藏”，所谓“冬藏”也就是指冬天里整个自然界中万物都有闭藏现象的意思。一年四季的这些特点都可以用阴阳概念来加以概括，暖和热、生和长在阴阳属性上都是属于阳，所以春夏在阴阳属性上也属于阳；凉和寒、收和藏在阴阳属性上属于阴，所以秋和冬在阴阳属性上也属于阴，因此四时的变化，换句话说也就是阴阳的变化。我们前面讲过了阴阳变化是一个动的变化，也可以说是一个互为消长的过程，其变化过程由“春温”、“春生”而到“夏热”、“夏长”这便是长的过程，由“夏热”、“夏长”而到“秋凉”、“秋收”，便是消的过程，由“秋凉”、“秋收”而到“冬寒”、“冬藏”又是消的过程，由“冬寒”、“冬藏”而到“春温”、“春生”又是长的过程。我们前面也讲过了阴阳变化是互根的，因此季节消长之间也是互相依存不可截然划分的一个整体，因为春生正是为了夏长，夏长正是为了秋收，而秋收也正是为了冬藏。道理很明显，春天没有萌芽，夏天里就不会有成长，夏天没有成长，秋天里就不会有收成，冬天里当然也就没有东西来闭藏了。于此可见，一年之所以有四季，基本上是由于自然界中阴阳消长进退变化而产生的。在这个生长收藏、温热凉寒的消长进退动的变化过程中，所以才产生了生命，有了生命也才可能存在。

所谓六气也就是风、寒、暑、湿、燥、火等六种气候。空气流动就是风，气候寒冷就是寒，气候炎热就是暑或火，气候潮湿就是湿，气候干燥就是燥。这六种气候上的变化，基本上是在一年四季阴阳消长进退的变化下产生出来的，所以这六种气候也是一种自然界中应该有的正常现象。如果没有风，万物就不能够萌芽生长，没有暑和火万物就不能欣欣向荣，没有湿，万物就不能够得到正常的滋润，没有燥自然环境就会过度潮湿，没有寒，万物就不能够得到闭藏和安静。从这里可以看出来，因为自然界中有六气的变化，所以才有一年四季的生长收藏，消长进退。因为有了六气的变化所以自然界的气候才有可能相互调节以利万物的正常生长。

于此可见，自然界中一切生物包括人体在内，生和长都是在天地正常变化作用下进行的，所以我们说人是禀受天地正常之气而生存。

（二）天地变化的规律与人体基本一致

天地变化基本上是一种阴阳变化，人体变化也是一种阴阳变化，天地变化的规律和人体变化的规律基本上也都是阴阳变化的规律，因此天地变化的规律与人体变化的规律基本上是一致的。举例来说，在阴阳变化重阳必阴，重阴必阳，阳极似阴，阴极似阳规律的支配之下，天地间也相应的有所谓夏月伏阴，冬月伏阳的这样一个规律。所谓夏月伏阴，就是指夏天里在自然界中潜伏着了一个阴的倾向，比如我们前面举例中所谈到的，在夏天里天气虽然很热，但是常常下雨，气候也比较潮湿，在夏季里天气愈热，相反的地下山洞中、水井里也愈凉，这种现象就是夏月伏阴；所谓冬月伏阳，就是指冬天里，在自然界中潜伏着了一个阳的趋向，这也比如我们前面举例中所谈到的，在冬季里天气虽然很冷，但是下雨少，气候也比较干燥，在冬季里天气愈冷，相反的现象是地下山洞或水井里反愈暖和，这种现象就是冬月伏阳。夏月伏阴，冬月伏阳这个规律，不但在天地变化中存在，而且在人体中也是存在的，在夏天里，人体从表面上看是汗出，口渴，喜冷，恶热等一片紧张旺盛的阳象，但在人体的内部却潜伏着一个可以因旺盛紧张过甚而出现衰竭不支的可能，比如在夏天里常常有人因天气太热而发生晕倒，肢凉，汗出等中暑症状；在冬季里人体表面上看，是恶冷，喜热等一片阴象，但在人体的内部却潜伏着一个旺盛紧张的倾向，比如在冬天里常常有人因为天气太冷而容易因受冷而发热，一般人在冬季里也常有鼻干，口破，咽痛等情况，以上所说的人体的这些生理现象完全都可以用重阳必阴，重阴必阳，或者夏月伏阴，冬月伏阳的阴阳变化的规律来作解释。其他如热极生风，自然界中天气太热了就会刮风，在人体中体温抬高了也会发生抽动的风证的现象；火极似水，天气太热了就会下雨，人身上长疮，红肿热痛到了一定程度就会渗出黄水或者变化脓汁……例子太多了，一时是说不完的，但从这里已经可以看出来天地变化的规律与人体变化的规律是完全一致。

（三）人体变化随天地变化而变化

我们前面讲过了，天地是人体的一个大环境，人生长在天地间就好像鱼生长在水里一样，因之天地间的一切变化人体也就必然随其变化而变化。以一年来说，在一年之中有春夏秋冬四季，这四季在作用上各有特点，这些特点对人体是密切影响的，因而人体正常生理现象也就相应的随着各个季节特点而有所变化。比如说春主生，木旺于春，也就是说在春天里自然界中万事万物，特别明显的是各种植物都开始萌芽生长，各种植物在五行归类上都属于木，因此在人体中生理活动也就随之变化而一般表现为肝木旺盛的现象；夏主长，火旺于夏，也就是说在夏天里自然界中万事万物都繁荣旺盛，天气也很热，热在五行归类上属于火，因此在人体生理活动中也就随之变化而一般表现为心火旺盛的现象；秋主收，金旺于秋，也就是说在秋天里自然界中万事万物已开始收成，气候也转凉了，树凋叶黄，一片肃杀景象，收、凉、肃杀，在五行归类上都属于金，因此在人体生理活动中也就随之变化而一般表现为肺金旺盛的现象；冬主藏，水旺于冬，也就是说在冬天里自然界中万事万物，从现象上看都暂时停止了生长活动，好像藏起来了一样，天气也很冷，藏和冷，在五行归类中都属于水，因此在人体生理活动中也就随之变化而一般表现为肾水旺盛的现象。

以一天来说，每一天中都可以分为白天和晚上，白天又可分为上午和下午，晚上又可分为上半夜和下半夜。这些区分按照阴阳概念来分析是：白天属于阳，夜晚属于阴。在白天里从早晨到太阳正中的这一段时间，因为在温度上愈来愈高，光线上是愈来愈亮，所以每天上午在阴阳属性上是属于阳中之阳。在白天里从中午到傍晚的这一段时间，因为在温度上是愈来愈低，光线上也是愈来愈暗，所以每天下午在阴阳属性上是属于阳中之阴。在夜晚里从黄昏到夜半的这一段时间，因为在温度上是愈来愈低，所以每天上半夜在阴阳属性上是属于阴中之阴。在夜晚里从半夜到鸡叫天明以前，因为逐渐接近天亮了，所以每天下半夜在阴阳属性上是属于阴中之阳。这是自然界中每一天的变化，这些变化特点对人体也是有密切影响的，人体正常生理活动也相应的随着这些变化而变化。白天属阳，所以人体中的阳气也就受天地间阳气旺盛的影响而比较旺盛。夜晚属阴，所以人体中的阳气也就受天地间阳气低弱的影响而比较低弱。每天白天上午属于阳中之阳，是天地间阳气最旺盛的时候，所以人体的阳气在每天上午也是最旺盛的时候。每天下午属于阳中之阴，是天地间阳气开始衰退的时候，所以人体的阳气在每天下午也是开始衰退的时候。每天晚上上半夜是阳气最弱的时候，所以人体的阳气在每天上半夜也是最弱的时候。每天下半夜属阴中之阳，是天地间阳气又开始恢复好转的时候，所以人体的阳气在每天下半夜也是开始恢复好转的时候。

从以上所讲的一些内容，可以看出来，天地间的变化不论是每年季节上大的变化，或者是每天晨昏昼夜上小的变化，都是密切影响着人体的，也就是说人体的变化总是随着天地间的变化而变化，这就好像鱼的变化总是随着水的变化而变化一样。

二、天地变化与人体病理上的关系

(一) 六淫之邪伤人

所谓六淫也就是指风、寒、暑、湿、燥、火等六种气候异常的意思。风、寒、暑、湿、燥、火等六种气候，在正常的情况下就是六气，在异常的情况下便是六淫。比如说在天地变化之中，正常情况下是应该有风的，没有风不行，也就是说刮风是自然界中应该有的正常现象，但是如果这个风刮得太大了，或者在不应该刮这个风的时候刮这个风，这便是异常。同样的情况，热也是这样，在天地变化之中，没有热也是不行的，所以热也是一种正常现象，但是如果太热了，或这个时候不应该热却很热，这便是异常，其他几种情况也是一样。比如说气候太寒冷了，或者太潮湿了，或者太干燥了，这些都是属于异常，也都属于六淫的范围。所谓淫，也就是过度或者不正常的意思。六气是好的，我们前面讲过了人禀天地正常之气而生存，所谓正常之气主要的也就是指六气，但是六淫就不好了，因为六淫是伤人的，在气候变化异常的情况下，往往就会影响人体生理活动的正常进行而发生疾病。因为如此，所以一般中医书中把六淫叫做六淫之邪。所谓“邪”，也就是指人体致病的原因。

（二）季节气候地域特点对人体疾病的影响

一年之中有春夏秋冬四季气候的不同，一域之中有地区方位上的不同，因此人们所发生的疾病，往往也有它季节上或者地区上的特点。比如说在春天里容易发生发热、鼻衄等疾病，夏天里容易发生呕吐、腹泻等疾病，秋天里容易发生疟疾、痢疾等疾病，冬天里容易发生咳嗽、气喘，或者关节方面的疾病。疟疾一般多发生在南方，瘴疟更多发生在岭南如云南贵州等地区，桑叶黄多发生在桑蚕地区等等。从这些例子看来，可见季节气候地域与人体疾病的关系是密切相关的，季节气候地域不同，往往发生的疾病也不相同。

（三）风雨晦明、昼夜晨昏对人体疾病的影响

我们前面讲过了，一天之中可以分为昼夜晨昏，也就是说一天之中可以分为白天夜晚，上午下午，上半夜下半夜。因为一天之中有晨昏昼夜之不同，所以人体在疾病的表现上往往也有不同。在白天里人体中的阳气比较旺盛，尤其是在上午人体阳气最盛，所以有许多疾病在白天尤其是在上午较一般来说都比较轻快一些，在下午人体中的阳气便开始衰退，尤其是在晚上的上半夜人体中的阳气更衰退一些，所以有许多疾病，例如一些急性的疾病在下午和晚上的上半夜一般来说也都比较重一些，到了夜半以后人体的阳气又开始慢慢转强，所以一些急性疾病到了半夜以后一般又可以转得轻一些。我们在临床上看见许多发热的病人，常常就是上午比较轻快，体温也比较低，下午体温就升高了，到了晚上常常更高，等到半夜以后，体温便又慢慢的下来，为什么会出现这个现象呢？在中医理论上说这就是因为人体在一天之中晨昏昼夜中阳气的盛衰有所不同，阳气盛，邪气便衰，阳气衰，邪气便盛的结果。

一天之中除了晨昏昼夜可以影响人体疾病以外，风雨晦明等原因也可以对人体疾病发生很大的影响。风就是刮风，雨就是下雨，晦就是天阴，明就是出太阳。有许多疾病常常因为天气的变化而发生明显的反应，比如说有些风湿病的病人，天气晴朗，出太阳的天气，他便觉得特别舒服，一到阴天雨天马上便可以症状加重。于此可见，一天之中的风雨晦明也与人体疾病密切相关，为什么风雨晦明会影响人体疾病的进退呢？这也是因为人与天地相应，气候上的变化可以影响人体阳气盛衰的结果。

三、天地变化与诊断上的关系

（一）季节气候地域与症状上的关系

季节气候地域不同在临床疾病症状上常有不同，这一点我们在前面讲过了，因此在临床诊断上，春天里我们便应该多考虑肝病，夏天里我们便应该多考虑心病，或者脾胃病，秋天里要想到疟疾和痢疾，冬天里我们要想到肾病。南方人我们要想到疟疾，岭南地区的人我们更要首先想到瘴疟，桑蚕地区的人我们要想到桑叶黄，发病或病情转重与天气阴雨有关的我们要考虑到湿病等等。

（二）季节气候地域与体征上的关系

季节气候地域不同不但在临床症状上有不同，在体征上往往也有它的临床特点。体征方面中医比较注意的是患者的色与脉。一般的情况下，在春天里患者颜色略带青色，脉搏也比较弦紧，在夏天里患者颜色常带红色，脉搏也比较洪大，在秋天里患者颜色不像夏天那样红红的，显得有点白色的样子，脉搏软软的，有点像摸在毛上的感觉，在冬天里，患者颜色略带暗黑色，脉搏下沉，要重按才按得到，好像石头向下沉的样子。在东方地区居住的人颜色也略带青，南方地区居住的人颜色也略带褐红，西方地区居住的人颜色也略有苍白，北方地区居住的人，颜色也略带暗黑，这是指一般的情况或者一般的病理情况。在一定的季节气候地域上，患者出现与之相应的颜色和脉搏，一般说来不一定是疾病，因为正常人有时也有这样的情况。比如说在春天里一般人的脉象都有偏弦的样子，夏天里一般人的脉搏都比较洪大一些，即或是疾病也不会太重，因为色和脉与季节气候还是相应的，但是如果在一定的季节气候条件之下，出现了不相适应的颜色和脉搏，那就很不好了。比如说在夏天里一般应该色赤脉洪，但这个人面色苍白，脉搏沉细，我们说这个人一定有病了，如果本来在病中的话，那么这个病也是比较重，中医书上说："非其时色脉皆当病"也就是这个意思。

四、天地变化与治疗上的关系

（一）季节气候地域与治疗上的关系

季节气候地域不同，患者临床症状和体征都各有特点，因此在治疗上一般也有它的特点。在春天里肝病的机会比较多，所以在临床治疗方面也要多考虑治肝。夏天里心病和脾胃病的机会比较多，所以在临床治疗方面也要多考虑治心和脾胃。秋天里天气转凉，肺病以及因夏季伤暑所致的疟痢等疾病机会比较多，所以在临床治疗方面也要多考虑治疗肺或者注意到疟痢等疾病的治疗问题。在冬天里因为天气寒冷，肾病以及因伤寒而引起的咳嗽气喘等疾病比较多，所以在临床治疗方面也要多考虑治疗肾或者注意到伤寒致病方面的治疗问题。夏天里天气很热容易受暑，但是因为夏月伏阴的关系，所以我们一般在夏天治疗暑病的时候也必须要照顾到人体夏月伏阴这个特点而在清热解暑的同时，照顾到病人的体力问题。冬天里天气很冷，容易受寒，但是因为冬月伏阳的关系，所以我们一般在冬天治疗寒病的时候也必须要照顾到人体冬月伏阳这个特点而在治疗辛温散寒的同时，照顾到病人的里热问题。其他如南方天气炎热，北方天气寒冷，西方山高雾重，东方天气潮湿而且多风。这些地域上的特点，都与临床治疗上密切相关。

（二）季节气候地域与临床选药用方方面的关系

季节气候地域不同，在临床上有些时候尽管治疗原则相同但用药选方上却有不同。在春天里，因为天乍暖，人体中肝木之气比较旺盛，所以有些升发阳气作用较强的药物就应该谨慎施用有所选择，如像麻黄、细辛之类的药物，在春天里一般使用就比较谨慎；夏天里因为天气很热，人体汗出较多，所以有些发汗作用较强的药物就应该谨慎施用有所选择，如像麻黄、桂枝之类的药物，在夏天里一般使用也就比较谨慎；秋天里，天气乍凉，气候也比较干燥，所以有些温燥作用较强的药物就应该谨慎施用有所选择，比如像附子、干姜、肉桂之类的药物，在秋天里一般使用也就比较谨慎；冬天里，天气很冷，同时冬主藏，所以有些温燥伤精的药物或者泻下的药物，就应该谨慎施用有所选择，如像苍术、细辛或者大黄、芒硝之类的药物，在冬天里一般使用也就比较谨慎。在南方因为天气较热，所以养阴清热的药物要用得多一些，在北方天气较冷，所以温中散寒的药物要用得多一些，在西方因为山高雾重，在东方因为潮湿多风，所以疏风去湿的药物要用得多一些。中医在临床治疗上特别强调因时因地因人制宜，所谓因时因地因人制宜，实际上也就是根据季节，气候，地域，患者体质等各方面的特点临床辨证施治，具体情况具体处理的意思。

五、天地变化与摄生预防方面的关系

我们前面讲过了，天地是人体的一个大环境，天地间阴阳变化失常，人体即可因此而发生出各种各样的疾病。因此如何注意摄生预防，以求适应天地间的各种变化，以及加强对天地间某种异常变化的适应能力以防止疾病的发生，这在医学上来说是具有头等意义的。如何摄生预防呢？根据中医书上所谈的，大概可以归纳为下列几点，现在我们分开来谈：

（一）顺应四时气候

一年之中春夏秋冬四季各有特点，在气候上春温、夏热、秋凉、冬寒，在作用上春生、夏长、秋收、冬藏。一年四季的这些特点，人在生活起居上如果注意与之相适应，人体就能够维持健康。在春天里因为天气已经开始温暖了而且因为春生的关系，自然界和人体中在作用上都有一个开始旺盛的现象，所以在春天里，人可以睡得迟一些，起得早一些，起来以后可以很轻松的散散步；在夏天里，因为天气很热而且因为夏主长的关系，自然界和人体中在作用上都比较旺盛紧张，所以在夏天里人也可以睡得迟一些，起得早一些；在秋天里，因为天气已经开始转凉，而且因为秋主收的关系，所以在秋天里可以稍微睡得早一些，起得早一些；在冬天里因为天气寒冷，而且因为冬主藏的关系，所以在冬天里可以睡得早一点，起得晚一些，等天亮了才起来，同时要注意到保暖不要着凉。在春天夏天里自然界阳气和人体中的阳气都比较旺盛紧张一些，所以在春天夏天里必须要注意保养阳气，以防止人体因阳气旺盛紧张引起衰退现象而在秋季冬季发生疾病；在秋天或冬天里自然界或人体中的阳气都有一个闭藏现象，因为闭藏的关系，人体中阴气就会因为伏阳的关系而受到一些影响，所以在秋季或冬季里必须要注意保养阴气，以防止因阴气的损伤而引起阴阳作用失去平衡而在第二年春夏发生疾病。这些内容都告诉我们在生活作息等各方面，都必须顺应四时气候变化特点，才能维持我们的身体健康，否则就会发生疾病。

（二）注意饮食及生活起居

人体疾病的发生，一方面固然是由于天地间阴阳变化的失常，如像我们前面所讲的六淫之邪伤人致病，但另外更重要的方面，中医认为是由于人体正气的不足。所谓正就是正常，气就是指作用，正气即指人体正常作用的意思。正气充足的人，他对自然界中一定程度的异常变化是有适应能力的，因此自然界中虽然偶然发生一些异常变化，他也能够适应不致于发生疾病，正气不足的人因为他对自然变化适应的能力很弱，所以偶一变化失常他就会发生疾病，所以中医书上常说，“邪之所凑，其气必虚”，“风雨寒热，不得虚，邪不能独伤人……”。这些话的意思也就是说人体发生疾病的原因，多数情况下是决定于这个人正气的强弱，如果正气强就不容易生病，如果正气不足，天地间阴阳变化偶一失常就可以发生疾病。

人体正气受到损害的原因是很多的，但很主要的一个原因是由于不注意饮食起居，以致体内正气受伤而发生疾病。饮食是人生活中所不可缺少的，人体生命的持续有赖于饮食的给养，但是如果饮食不适宜，或者是养料不够，或者是吃得太多，或者是暴饮暴食，饥饱无时，饮食不洁，都可以使人正气受到损害发生疾病。在生活起居方面也是一样，如果生活起居处理得不适当，比如说，冷热没有注意好，作息时间无一定规律，生活环境不洁净，不爱活动或者过度劳动，或者房事无节等等，也都可以损害人体正气，使人容易发生疾病。

（三）保持精神上的恬静和愉快

人体正气的损伤，除了饮食生活起居等各方面的原因以外，另外一个主要的原因便是精神情志上的失调。精神上过度的刺激或者长期的抑郁，或者其他方面的异常，都可以影响人体正常生理活动的进行，使人体正气受到损伤。在中医理论上认为人如果太高兴了可以伤心，太发怒了可以伤肝，思虑过度了可以伤脾，太忧伤了可以伤肺，太恐惧了可以伤肾。因为情志上的异常可以使人体正气受到损伤发生疾病，所以我们在摄生预防上必须要注意保持人体精神上的恬静和愉快，也就是说要心胸开朗，乐观，控制私欲，不作非分的妄想。这样便能保持人体的正气而不致于发生疾病。

六、提挈天地，把握阴阳

根据以上所讲的内容，我们可以看出来天地间的变化与人体的变化是统一的，天地变化完全可以影响人体，所以我们说人与天地相应，天地人合一，但反过来说天地变化的规律，人是可以掌握的，所以人也就能够因此而更好的适应天地变化。我们前面在疾病的诊断治疗以及摄生预防上所提出来的一些具体内容，也正是古人在掌握了天地变化的一些规律所得出来的结论。中医书里告诉我们：“提挈天地，把握阴阳”，所谓提就是提起来的意思，挈就是举起来的意思，也就是说天地阴阳的变化，人是完全能够掌握的，这就好像一个东西，我们能够把它把握在手里，可以把它提起来，也可以把它举上去一样。

第三讲

藏　　象

一、藏象是什么

所谓“藏”，就是指人体内的各种器官，“象”，就是指表现于外的现象。因此所谓“藏象”是什么呢?简单地说也就是指人体内各种器官所表现于体外的各种现象。中医书中一般所提到的脏器，虽然不能完全除外它可以包含有现代医学中所说脏器的含义，但它主要的方面却不是指的人体脏器本身，而是指的人体内器官所表现于体外的各种现象。换句话说也就是在人体表面的各种生理病理现象也都可以根据它的特点把它归纳到各个不同器官的作用范围。正因为中医一般所谈的脏器名称不是指这个脏器的本身而是指的藏象，所以我们便不能够硬用现代医学中一般所谈的脏器来衡量它，因为它们在内容本质上不是一样的。现在我们举一个例子来谈，《内经》说:“脏有要害，不可不察，肝生于左，肺藏于右，心部于表，肾治于里，脾为之使，胃为之市，膈肓之上，中有父母，七节之傍，中有小心，从之有福，逆之有咎。”（《素问·刺禁论》）这里面的“肝生于左，肺藏于右”两句话就曾经被很多人用来作为反对中医，认为中医不科学的根据。他们说肝明明在右边，但中医说它在左边，肺明明在上边，但中医说它在右边，可见得是乱说。其实这样说法是完全错解，因为这一段经文主要是讲人体中各个脏器的作用和现象以及它们之间的一些关系。中医书中所说的肝，我们前面讲过在五行归类上是属于木，属于春，左在阴阳属性上是属于阳，因此“肝生于左”这句话，明明是指人体中肝的作用在阳气旺盛的情况下便容易旺盛，以五行归类来说也就是木旺于春的意思。肺在五行归类上是属于金、属于秋，右在阴阳属性上是属于阴，因此“肺藏于右”这句话也明明是指人体肺的作用在阳气开始衰退的情况下便开始潜藏起来，以五行归类来说也就是金旺于秋的意思。这里面“肝生于左”的“生”字，“肺藏于右”的“藏”字，便已经说得很清楚了。其他如像原文中所提到的“脾为之使”，“胃为之市”，“心部于表”等等，都很明显的是指这些脏器的作用和现象，绝对不是指现代解剖学上所指的肝脏，脾脏等器官的本身。由于中医学中所论的脏器主要是指“藏象”而不是谈脏器的本身，因此我们对中医学中所谈的脏器也应该从“藏象”的角度来认识和理解，绝对不能够用现代医学眼光中的脏器来衡量它。如果我们硬要用现代医学眼光中的脏器概念来理解它的话，那么不是会闹笑话，就是会搞不通，这一点是很重要的，不把这一点加以正确的理解，那很有可能影响我们以后的学习，所以我们在讲脏腑之前首先把它提出来。

二、脏　　腑

脏腑就是指人体内部的各个器官。人体的主要器官有十二个，这十二个器官从广义上来说，一般都可以叫它做脏，或者都叫它做官，所以中医学一般又有十二脏或者十二官的说法。不过这十二个器官在具体作用上和性质上是有所不同的，所以它们又可以分为脏和腑两大类。所谓“脏”，中医书上又写做“藏”，“藏”也就是指储藏或闭藏的意思，也就是说这一类器官它具有储藏或闭藏的特点，它们的作用是含蓄而深远的，并且不是直接对外的，它们是人体生活作用中的主持器官，所以中医书上说:“脏属阴”“脏藏神”，“脏者，藏精气而不泄也”。所谓“腑”，中医书上又写成“府”，“府”就是住宅的意思，如像我们平常所说的张府、王府、李府、府上等等。住宅大家都知道是中空的，是有门窗对外交通，住宅里面是可以流动出入的，因此府这一类器官也就同这个府字一样，它也具有中空和直接对外的特点，它的作用主要是出纳转输，它本身并不储藏什么东西，它是在脏的主持作用之下进行活动的器官，所以中医书上说:“腑属阳”、

“腑者，传化物而不藏。”人体中的器官除了脏和腑两大类以外，另外还有一类器官叫做“奇恒之腑”。所谓“奇恒”，也就是指异于寻常的意思，也就是说这一类器官它既有腑的特点，但也有脏的特点，放在脏这一类器官中不合适，放在腑这一类器官中也不合适，所以把它另外列为一类，叫它“奇恒之腑”，为了讲解清楚起见，现在我们把它们分开来谈：

（一）五脏

五脏就是指人体心、肝、脾、肺、肾等五个器官。这五个器官都具有我们前面所谈到脏的特点，所以叫做五脏。有的书上把人体中心包络这个器官也放在脏的里面，因此一般又有六脏的说法，不过一般仍以五脏的说法比较普遍一些，所以我们这里仍然也叫做五脏，至于心包络这个器官，因为它与心密切相关，所以我们把它附在心的后面来讲。

1. 心

（1）心的部位：心的部位在人体胸部的正中，为什么心的部位在人体胸部的正中呢？原因是手少阴心经的经脉，起于心中的缘故。因为心的部位在人体胸部的正中，所以人在胸部有不舒服或者疼痛的时候，我们一般称为心里难受，或者称为心痛。

（2）心的作用

1）心为君主之官：心是人体中各个器官的最高主持者。人体中一切生理活动的正常进行都是在心的主持和领导之下进行的，所以说心是君主之官。因为心是君主之官，为人体中各个器官的首脑，所以人体中各个器官也都能在心的主持和领导下进行分工合作，并且相互协调以维持人体的健康。如果心有了疾病，丧失了它主持全身作用的能力，那么人体其他器官也就会因为失去主持而发生混乱，这样便会发生疾病。

2）心主神明：所谓神明也就是指人体的一切高级复杂的精神活动状态以及一切正常的意识思维。比如说我们对于一个问题的周详考虑和深入体会，一般就叫做神而明之，或者叫做心领神会。神志昏迷，言语错乱，举动颠倒，一般叫做神明之乱等等。人体的一切正常意识思维活动都是由心来主持的，所以说心主神明。在临床上我们对于有神昏谵语，意识思维活动障碍等现象的患者，我们说这个病人的疾病在心，这也就是心主神明的缘故。

3）心主血主脉：人体中血液的运行主要是由于心来主持的，所以人体中血液的运行正常与否主要是由心来负责，心为什么主血呢？一方面因为血液的颜色是红的，红色在五行归类上属于心，另方面因为血液是流行在脉管之中倚靠脉管来运行的，脉也是属于心之所主的缘故。由于心主血主脉，所以我们在临床上看见有些血液不能正常运行的疾病如像吐血、便血等等，我们在定位上多半要考虑到心病，这理由也就是因为心主血主脉的缘故。

4）心主火主热：人体中正常的热力以及各种由热力而产生的作用都是属于心的作用，所以说心主火主热。为什么心主火主热呢？这主要是火热与心在五行归类上都属一类的缘故，由于心主火主热，所以人体中热力过甚，比如说人体发热，体温升高，面红耳赤，狂躁不安等等疾病，或者人体体温不够，四肢厥冷，脉微身凉等等疾病，我们在临床诊断定位上便多半要考虑到心病。前者我们说它是心火太盛，后者我们说它是心火不足。为什么这些症状要考虑心呢？这就是因为心的作用是主火主热的缘故。

（3）心与人体体表的关系

1）其华在面：人体面部血脉最多，因为心主脉的缘故所以在人体面部可以看出人体心气盛衰的情况，比如说，心气太盛，面部就会发红发热；心气不足，面部就会面色萎黄而失去应有的红润。为什么从面部可以看出人体心气的盛衰呢？这就是因为心其华在面的缘故。

2）开窍于舌：人体心气的作用正常与否，心气盛衰如何，不但从面部颜色可以看出来而且从舌头上也可以看出来。比如说舌质红绛，一般便是心热，火气太盛的现象；舌质淡，一般便是血虚，火气衰退的现象，舌头运动不灵，舌謇不能言语，一般便认为是心病极其严重的象征。为什么这些现象我们说是心病，理由就是因为心开窍于舌。为什么心开窍于舌呢？这是因为手少阴心经的经脉有支脉上连于舌的缘故。

3）在声为笑：笑是心的作用表现，但是如果喜笑失常，比如说高兴发狂，大笑不止等等，中医认为这便是一种病态，属于心病，所以我们在临床上遇见有些精神病患者，如果他的精神症状表现主要喜笑不止，或者莫名其妙的大笑一阵的话，我们在定位上便首先要考虑到心病，理由之一就是心在声为笑的缘故。

4）在味为苦：人体在疾病中，口里常有苦味，中医认为这多半是心经有病，为什么口苦属于心呢？因为苦是火的味道，任何东西被火烧焦了都会有一些苦味，苦、火、心在五行归类上都是属于一类的缘故。

（4）心与周围环境的关系

1）心旺于夏：每年的夏天是人体心气最旺盛的时候，所谓旺盛也就是说心的作用在夏天里最紧张的意思，太紧张了就容易发生疾病，因此旺盛并不等于是好现象。每年夏天因为天气很热，自然界中阳气很旺盛，我们前面讲过了人与天地相应，所以在夏天里人体中心气也就相应的旺盛紧张起来，一般人在夏天里面色都比较红，脉搏也比较洪大，这就是心气比较紧张的缘故。

2）苦入心：苦味的药物一般来说都有清热泻火的作用，热与火在五行归类上都是属于心，所以说苦味入心。临床上对于一般里热很盛，心气有余的病人，我们常常选用苦味的药物来作治疗，这也就是因为苦味入心的缘故。

附：心包络

心包络是人体中的一个器官，它与心有密切的关系，是心的外围，有保卫心的作用，所以叫做心包络。

心包络的部位，也在胸部的正中与心的部位一致。为什么心包络的部位也在胸中呢？一方面因为心包络是心的外围，所以它的部位与心一致；另外一方面是因为手厥阴心经的经脉也起于胸中的缘故。

心包络的作用主要是代心用事，也就是说，心包络的作用主要是代替心脏受理一切问题。由于心包络的作用是代心用事，所以我们在临床上一般所说的心病，很大一部分都是指心包络有病，比如说，有些发热的疾病，因为高烧而出现了神志昏迷等症状时，中医便说是邪入心包，便是这个意思。心脏本身有了病是很严重的，因为心是君主之官的缘故，心包络有病也是很严重的，因为心包络是心脏的外围，代心用事，它与心脏密切相关，它有了病一定会波及于心的缘故。

2. 肝

（1）肝的部位：肝的部位在人体的两胁。为什么肝的部位在人体两胁呢？原因是足厥阴肝经的经脉主要分布在人体左右两个肋胁的缘故。因为肝的部位在人体的两个肋胁，所以人在两个肋胁部位有不舒服或者疼痛的时候，我们即认为是属于肝脏的病。

（2）肝的作用

1）肝为将军之官：肝是人体中很主要的器官，但它是在心的领导与指挥之下进行工作的，这就好像将军在君主领导指挥之下进行工作一样，这是一方面；另外一方面，肝在人体中具有升发作用，外邪侵入人体，人体肝脏首先反应并且首先发挥保卫作用，这就好像一个国家被外敌侵犯，将军首先起来发挥保卫作用一样；再一方面人体的肝脏有易动的特点，容易表现激动，这就好像古代将军的性格一般也比较急躁好动一样。因为人体肝脏有以上这些特点，所以我们说肝为将军之官，在人体中的某些保卫作用，我们说是肝的作用，临床上遇见有些容易生气发怒的病人，我们说这是肝火旺盛，其病在肝，也就是这个缘故。

2）肝藏魂：在人体中肝有藏魂的作用。所谓“魂”，也就是人体中的一种精神活动，人体精神异常不能够控制自己，这就是魂有病的表现，比如说有些失眠的病人，心里很想睡觉，但是无论如何也睡不着；心里很想控制不想什么，但是脑子里风起云涌，万念杂陈，想控制也控制不了，这些现象中医临床上一般就认为是不安魂，认为在治疗上首先应该治肝。为什么这些现象在治疗上要治肝呢？这就因为肝的作用是藏魂，而这些现象都是由于肝不藏魂的缘故。

3）肝藏血：在人体中肝有藏血的作用。所谓藏血，也就是指人体中的血液能够保持着一个正常运行的闭藏状态，不向外乱走的意思。人体中血液的正常运行我们前面讲过了主要是由于心来主持，但是肝与心是密切相关，因为肝在生理作用上有易动的特性，同时肝与心在五行相互关系上是相生的关系，肝的作用要是旺盛紧张，一定会引起心火旺盛而使血液运行失去正常的闭藏状态，向外乱走。因为肝有易动的特点以及肝心之间的相生关系，所以肝有藏血的作用。

比如说临床上有些人在生气发怒之后的吐血，中医就认为是因为大怒伤肝，肝伤了不能藏血所致，因为生气发怒或者抑郁而致的失血疾病，中医在治疗上首先主张治肝。为什么这种现象要首先治肝呢？这就是因为肝有藏血作用的缘故。

4）肝主筋：在人体中管理伸缩活动的器官中医叫做筋，筋是在肝的作用主持之下进行的，所以说肝主筋。比如说，人体四肢在病因作用之下，屈伸不利，能屈不能伸，或者能伸不能屈，一般就说是筋病，大吐大泻之后，下肢痉挛拘急，屈伸不利，一般叫抽筋，或者叫霍乱转筋，临床上遇见了抽筋转筋，四肢屈伸不利，活动障碍，在治疗上首先就要治肝。为什么筋病要治肝呢？这就因为肝主筋，而肝在五行归类上属于木，曲直是木的特性的缘故。

（3）肝与人体体表的关系

1）其华在爪：爪就是爪甲。人体爪甲的坚脆厚薄与颜色的枯萎润泽，中医认为都与人体肝的作用有关。肝血不足的病人，常常可以出现爪甲软薄或者爪甲变形，颜色青白等症状，因此在临床上我们常常可以根据爪甲的情况来看人体肝气的情况，为什么我们可以根据爪甲来判断人体肝脏的作用呢？这就是因为肝的作用，其华在爪，爪为筋之余的缘故。

2）开窍于目：人体肝气正常与否，盛衰如何，常常可以从人体的眼睛上表现出来，比如说，两眼干燥，雀目羞明等等眼病，中医认为一般都是肝病。在眼科用药当中，很多药物都是归于肝经的药物，为什么眼科疾病与肝的关系如此密切呢？这就是因为肝开窍于目的缘故。

3）在声为呼：呼就是呼叫。呼叫在人体中是属于肝的作用，但是如果表现异常狂呼乱叫，动辄乱吼，这便是一种病态，属于肝病。所以我们在临床上看见有些精神病人，如果他的精神症状表现主要是乱吼乱叫，或者动辄发怒，我们在定位上便首先考虑到肝病，理由之一也就是肝在声为呼的缘故。

4）在变动为握：握就是两手握拳，手之所以能握，中医认为是肝的作用，因此如果在疾病情况之下，两手不能握拳或者握拳不能放开，在临床上就要考虑到肝病而在治疗上要治肝。为什么握的作用障碍要治肝呢？这也就是握的作用属于筋的作用，肝主筋在变动为握的缘故。

5）在味为酸：人体在疾病中，口里常有酸味，中医认为这多半是肝经有病。为什么酸味属于肝呢？因为酸是肝的味道，植物腐坏了便常常会有一阵酸味，而酸，木，肝在五行归类上都是属于一类的缘故。

（4）肝与周围环境的关系

1）肝旺于春：每年的春天是人体肝气比较旺盛紧张的时候，太紧张了就容易生病，因此春天里容易发生肝病，一般人在春天里脾气比较急躁些，脉搏一般也比较偏弦一点，这就是因为肝旺于春的缘故。

2）酸入肝：酸味的东西，一般来说都有收敛止涩的作用可以矫正肝旺易动的偏向，所以说酸入肝。我们在临床上对于有些肝病的病人常常用带有酸味的药物来作治疗，这也就是酸味入肝的缘故。

3）怒伤肝：人在大怒生气的时候，常常可以因为发怒的原因，表现出肝气的失常现象。比如说，在生气太甚以后常常可以出现胸胁部疼痛或者不舒服；或者因为大怒而出现吐血泻血的情况；或者因为生气了而发生失眠现象。胁下痛、吐血、失眠等等，一般说来都可以是肝病的表现，所以说怒伤肝。我们在临床上遇见有些因生气或抑郁而发生疾病的病人，在治疗上首先要考虑到疏肝，这也就是因为怒可伤肝的缘故。

3. 脾

（1）脾的部位：脾的部位在人体上腹部的正中。为什么脾的部位在人体上腹部的正中呢？这因为是脾属中焦，中焦的部位在上腹部，同时因为足太阴脾经的经脉主要归在上腹部的缘故。因为脾的部位在人体上腹部，所以人在上腹部有疼痛或者不舒服的时候，我们即首先考虑其病属脾。

（2）脾的作用

1）脾为仓廪之官，主运化：所谓“仓廪”就是接受水谷的地方，“运”就是运输和分布，“化”就是变化，因此所谓“脾为仓廪之官，主运化”这句话，简单地说也就是指脾的作用是接纳饮食，把它加以消化，并且把饮食被消化了以后所有的精华运输和分布到全身的意思。由于脾是仓廪之官，主运主化，所以临床上我们看见病人有消化不好或者津液运输分布障碍等症状时，在定位上首先便要考虑到脾。为什么人体消化运输方面的疾病要定位在脾呢？这就是因为脾为仓廪之官，主运化的缘故。

2）脾藏意：所谓意，就是意念或者是记忆的意思。在人体中正常的意念和记忆能力是由脾的作用来主持的，所以说脾藏意。由于脾藏意的关系，所以我们在临床上看见病人有意念活动很差，对事物的联想能力不够，或者记忆力很低，容易健忘等症状，我们便认为是脾病而在治疗上首先要考虑治脾，为什么这些现象要首先治脾呢？这就是因为脾藏意的缘故。

3）脾统血：脾在人体中有统血的作用，所谓“统”就是统帅，脾统血也就是说脾有统帅血液运行作用。血在人体中的正常运行，除了心主血、肝藏血的作用以外，另外一个重要的原因就是因为脾能统血。脾为什么能统血呢？这是因为脾主运化、使人体生气的来源，血液的运行是在气的推动和统帅之下进行的，也就是说血在人体正常作用之下，血才能够正常的运行，脾是生气的来源，以此说脾可以统血。脾统血和肝藏血在性质上是不一样的，肝病的出血是在肝动的情况下产生的，血液妄行多半是一种被动状态，而脾病出血一般则是在脾气虚弱不能统帅血液的情形产生的，血液妄行多半属于一种自动状态。如果我们以一个游行队伍的正常进行来表示血液正常运行，这个游行队伍的混乱来表示血液的妄行的话，那么这个游行队伍的混乱是由于外力的原因，如像遇见了破坏、爆破等等所以才产生了混乱，这就属于肝不藏血出血；如果这个游行队伍的混乱是由于无人带队，所以大家自由散漫而成混乱，这就属于脾不统血。由于此，所以肝不藏血的病人多半属于实证、热证；而脾不统血的病人一般则多半属于虚证、寒证。我们在临床上遇见有出血的病人，如果可以诊断脾虚的话，我们在治疗上一定要首先考虑补脾，这也就是因脾有统血的作用，脾虚了就不能统血的缘故。

4）脾主肉：肉就是肌肉，人体肌肉的壮实丰满与否，与人体脾气的作用正常与否是密切相关的。为什么人体肌肉的壮实丰满与脾气相关呢？这也就是因为脾的主要作用是司运化、饮食营养的受纳变化以及运输分布都是通过脾的作用来进行的，而肌肉的壮实丰满与否又与饮食营养的受纳变化分布的正常与否有密切关系的缘故。我们在临床上看见肌肉瘦削的病人，一般均认为属于脾气衰败而在治疗上首先要考虑补脾，这也就是因为脾主肉的缘故。

5）脾主四肢：四肢的作用正常与否，与人体的脾气正常与否也有密切的关系，所以说脾主四肢。我们在临床上看见了有些四肢作用障碍的病人，除了考虑肝肾等疾病以外，必须要考虑到脾，这就是因为脾主四肢。为什么脾主四肢呢？这也是因为脾主运化，四肢离人体中心较远，如果脾气失常，饮食水谷的精华就运输不到。饮食水谷的精华运输不到四肢，四肢的作用就会发生障碍的缘故。

（3）脾与人体体表的关系

1）其荣在唇：唇就是口唇，人体口唇的活动与颜色的正常与否，中医认为都与人体脾的作用有关。脾有病的病人，常常可以出现口唇焦裂或者苍白无华，因此在临床上我们常常可以根据口唇的情况来看人体脾气的情况，为什么我们可以根据口唇来看人体脾脏的作用呢？这就是因为脾的作用，其荣在唇的缘故。

2）在窍为口：人体的脾气正常与否，盛衰如何，常常可以从口的表现上看出来，比如说口的开合失常、吞咽困难，这些往往都是属于脾病，为什么口属于脾呢？这是因为人体饮食营养都要经过口才能到达人体体内，而主持人体饮食营养的变化与运输又是脾的主要作用的缘故。

3）在声为歌：歌就是歌唱，歌唱在人体中是属于脾的作用，脾气又叫中气，所以有些人歌唱声音很洪亮的时候，一般说这是中气足，但是如果精神表现异常，一天到晚乱哼乱唱，这便是一种病态，属于脾病。比如说我们在临床上对于精神病人的处理，如果他的精神症状主要是喜欢歌唱，那么我们在证候定位便首先考虑到属于脾病，而在治疗上也就首先要考虑治脾，理由之一也就是因为脾在声为歌的缘故。

4）在变动为哕：哕就是呃逆也叫做打呃，呃逆的发生，中医认为属于脾气失常所致，比如说一般人在消化不好的时候常常可以出现打呃，消化不好我们前面讲过了属于脾病，消化作用不好的时候就可以出现呃逆的症状，所以我们说脾在变动为哕。

5）在味为甘：甘味就是甜味，人在疾病中，口里面常有甜味，中医认为这多半是脾经有病，为什么甜味属于脾呢？这因为脾的主要作用是运化水谷，而水谷在经过变化以后味道是甜的缘故。

（4）脾与周围环境的关系

1）脾旺于长夏：每年的农历六月叫做长夏，在长夏里人体脾的作用比较旺盛紧张，太旺盛紧张了就容易发生疾病，因此在夏天里容易发生脾胃的疾病，一般人在夏天里饮食都比较差一些，也容易闹肚子，这就是因为脾旺于长夏、脾的作用偏胜，容易致病的缘故。

2）甘入脾：甜味的东西，一般说来都有滋补的作用，可以由脾加以运化以供给人体的正常需要，所以说甘入脾。我们在临床上对于有些脾病的患者，尤其是因为脾的运化作用不好而在临床上表现有色黄唇萎，肌肉瘦削的患者，我们常用带有甜味的药物来作治疗，这也就是因为甘味入脾的缘故。

3）思伤脾：人在思虑过度的时候，常常可以因思虑的关系而表现脾气的失常现象，比如说，一个人在用脑过度以后常常可以出现不思饮食，或腹部气胀等现象，有些慢性胃肠病也常常是由于工作精神紧张思虑过多而引起，这些都是因为思伤脾的缘故。

4. 肺

（1）肺的部位：肺的部位在人体胸部的两侧，为什么肺的部位在人体胸部的两侧呢？这就是因为肺属上焦，上焦的部位在胸部，同时因为手太阴肺经的经脉主要归在胸部两侧的缘故。因为肺的部位在人体胸部的两侧，所以人在胸部有病尤其是胸部两侧有病，如像疼痛、压迫感觉等等，我们便首先考虑其病在肺。

（2）肺的作用

1）肺为相傅之官，主治节：所谓“相傅”，就是帮助君主的主要大臣。“治节”，就是治理和调节的意思。因此所谓肺为相傅之官，主治节这句话，简单地说也就是说人体的肺有协助人体的心脏主持全身的作用。由于肺是相傅之官、主治节，因此我们在临床上看见有些心病的患者，常常要考虑合并治肺以加强其对心的协助作用，比如说出血的病人，在定位上应该是属于心的，所以我们在治疗上首先要治心，但因为肺是相傅之官的缘故，所以我们必须在治心治血的同时考虑治肺，就是这个道理。

2）肺主气：所谓“气”，在中医临床上有两个意义，一个意义就是指气体的气；另一个意义就是指人体的正气，也就是指人体的正常作用。自然界中的空气，中医书里面叫做天气，天气与人体是依靠肺的呼吸作用来相通的，所以中医书里说：“天气通于肺”。人体内正常作用的发生也是受天气的作用而产生的，没有天气的作用，人的生命就要停止，所以中医书里面说“人之有生惟赖此气”。因为天气是依靠肺来作内外交通，而人的一切正常生理活动又是依靠天气的作用来进行，所以说肺主气。由于肺主气的缘故，所以我们在临床上看见有呼吸障碍的病人或者全身正常生理作用失调的病人，在治疗上我们除了考虑其原发疾病，从根本治疗以外，另外必须考虑治肺，为什么要治肺呢？这也就是因为肺主气的缘故。

3）肺藏魄：所谓魄，也是人体正常精神表现的一种，换句话说也就是指人的气魄或者做事的魄力的意思。在人体中精神饱满或者作起事来很有魄力，这些现象都是由肺的作用来主持的，所以说肺藏魄。由于肺藏魄的关系，所以我们在临床上看见病人精神委顿，做起事来优柔寡断毫无魄力等症状时，我们便认为这是肺气不足而在治疗上一定要考虑到补益肺气，为什么这些现象要治肺呢？这就是因为肺藏魄的缘故。

4）肺主声：所谓声就是声音。我们口里能够发出各种各样的声音，这都是由于肺的作用。因为发声是由于肺的作用，所以我们在临床上遇见了在发声方面异常例如咳嗽，声嘶，声哑或者不能发音的病人，一般便认为这是属于肺病而在治疗上首先考虑治肺。肺为什么主声呢？这因为肺在五行归类上属于金，发声是金的特性的缘故。

5）肺有助脾布津的作用：人体中津液的分布主要是脾的作用，但是单独依靠脾的作用是不够的，必须还要有肺的作用来帮助，人体中的津液才能得到正常的分布，所以我们说肺有助脾布津的作用。由于肺有助脾布津的作用，因此在临床上遇见有些津液不足的病人，我们除了考虑脾的运化作用有无异常以外，必须还要考虑肺的作用有无异常的问题。肺为什么能够助脾布津呢？这因为津液的正常分布必须是依靠气的作用来进行，而肺的作用又是主气的缘故，中医书里常说气行水亦行，气滞水亦滞也就是这个道理。

6）肺知香臭：辨别气味的有无异常，是肺的作用，所以说肺能知香臭。由于肺有辨别气味的作用，所以我们在临床上遇见嗅觉不灵，不闻香臭的患者，我们一般便认为其病在肺。肺为什么有知香臭的作用呢？这是因为肺主气，司呼吸，不闻香臭多半是呼吸不利的缘故。

（3）肺与人体体表的关系

1）肺合皮毛：所谓皮毛主要就是指人体肌表的皮肤。人体肌表皮肤的作用与肺的作用是密切相关的，肺病可以影响肌表皮肤的作用，肌表皮肤有病也可以影响肺的作用，所以说肺合皮毛。为什么肺合皮毛呢？这是因为肺通天气，而人体肌表皮肤也通天气，作用一致的缘故。人在肺气不足的情况，皮肤作用就会失去正常而发生自汗、盗汗，皮肤干燥等症状，肌表皮肤在外感作用如所谓寒邪束于肌表的情况之下，常常就会因为皮肤排汗作用的减弱而出现咳嗽、气喘、发热等症状，因为这样，所以我们在治疗上也常常是皮毛有病治肺，肺有病治皮毛，为什么要这样治呢？这也就是因为肺合皮毛的缘故。

2）开窍于鼻：人体的肺气正常与否，常常可以从鼻的表现上看出来，比如说鼻塞、鼻中流涕、鼻不能闻香臭，或者呼吸困难、鼻翼扇动等等症状，这些都是属于肺病。为什么鼻属于肺病呢？这就是因为天气通于肺，而鼻为肺之外窍，天气通过鼻孔才能进入人体的缘故。

3）在声为哭：哭就是哭泣，哭泣在人体中是属于肺的作用，人在感情作用之下哭泣是正常的，但如果表现异常自己也不知道为什么缘故总爱哭泣，这便是一种病态，属于肺病。比如说有些精神病人如果他的精神症状主要是爱哭，那么我们在定位上首先便考虑其病在肺。为什么哭泣异常考虑其病在肺呢？这也就是因为肺在声为哭的缘故。

4）在变动为咳喘：咳就是咳嗽，咳嗽气喘都是属于肺气失常的表现，所以说肺在变动为咳喘，所谓变动也就是指肺气失常有病的意思。

5）在味为辛：辛就是辛辣的味道，辛辣的味道属于肺，人在疾病过程中，口里有辛辣的味道，中医便认为这多半是属于肺经有病。

（4）肺与周围环境的关系

1）肺旺于秋：每年的秋季，中医认为是肺旺的季节，因此每年从秋季开始，容易发生肺部的疾病。一般人在秋天以后常常容易发生咳嗽或者鼻孔干燥，鼻子出血等疾病，这些都是肺旺于秋的表现。为什么肺会旺于秋呢？一方面是因为秋天气候较夏天干燥，肺的特性喜润恶燥，所以肺容易生病；另外一方面是秋天天气已经开始转凉，人体肌表皮肤容易受凉，由于肺合皮毛的关系，所以也容易因此发生肺部的疾病。

2）辛入肺：辛辣味道的东西可以对肺产生很大的作用。为什么辛辣的味道会对肺产生很大的作用呢？一方面这是因为辛辣的味道都有发散肌表的作用。由于肺合皮毛的关系，所以有发散作用的东西都可以作用于肺，比如说，我们在肌表受寒而引起咳嗽气喘的时候，便常常用具有辛味的药物来作治疗，这也就是肺合皮毛的道理；另外一方面辛辣味道的东西燥性都比较大，肺是喜润恶燥的，所以辛辣的东西也容易影响肺部发生燥的症状，比如说，我们在吃生姜、辣椒等东西太多的时候，常常会引起人咽干、口燥、咳嗽、声哑、鼻血等症状的发生。由于辛辣味道的东西在一定条件下可以对肺产生好的作用，在一定条件下也可以产生坏的作用，但总的来说都是对肺产生作用，所以我们说辛入肺。

3）忧伤肺：人在过度忧愁的时候，常常可以因忧愁的关系而表现肺气失常的现象，比如说一个人在忧愁的时候常常可以出现精神不振、胸部闷满，失魂落魄的现象，这些都是忧伤肺的缘故。

5. 肾

（1）肾的部位：肾的部位在人体的腰部，为什么肾的部位在人体的腰部呢？这就是因为中医认为腰为肾之府，肾的居住之地是在腰部，同时也因为足少阴肾经的经脉主要归在人体腰脊部的缘故，因为肾的部位是在人体的腰部，所以人在腰部有病，如像腰痛、腰酸、腰重，或腰部活动障碍等等，我们便首先考虑这是肾病。

（2）肾的作用

1）肾为作强之官，主伎巧：所谓“作强”，就是指人体正常充沛的体力，伎巧同技巧，也就是指人的智慧的意思。人体正常充沛的体力的强弱和智慧的高下，中医认为都是与肾的作用正常与否密切相关的，所以说肾是作强之官，主伎巧。我们在临床上看见有些人体力很差，或者很迟钝，除了考虑其他方面的原因以外，必须首先考虑到这个人的肾气如何。为什么要这样考虑呢？这也就是肾是作强之官，主伎巧的缘故。

2）肾藏精：所谓精，就是指人体中物质的各种精华。人体中的精，五脏都可以加以储藏，但是以肾为储藏的主要器官，所以说肾藏精。因为肾藏精的关系，所以肾就成为了人身体中最重要的器官，也就是说一切正常生理活动都是在肾的基础之上来进行。为什么肾在人体中地位如此的高呢？理由是人体中的阳气是在人体中所藏阴精的基础上发生的，因为在阴阳变化的规律中是阴为阳之基，没有阴也就不能产生阳的缘故。我们前面讲过了，肾是作强之官，主伎巧，为什么肾能主作强，主伎巧呢？也就是因为肾藏精，一切正常生理活动都可以在肾精充足的条件下产生的缘故。

3）肾主发育生长：人体的正常生长发育，中医认为都是由肾气来主持的，所以说肾主发育生长。人体中肾气旺盛的时候，人体就开始发育，肾气旺盛到了极点的时候，人体各方面也就完全发育成熟。肾气开始衰退，人体的各方面也就开始衰退，肾气衰退到了一定程度，人体中某些正常生理现象也就逐渐消失。由于肾有主持生长发育的作用，所以我们在临床上遇见有些生长发育不好的病人，比如说身体长得过度矮小或者畸形的高大，或者不来月经，或者不能生育等等，中医认为都要考虑肾病。为什么这些疾病都要考虑肾病呢？这就是因为肾主生长发育，肾之所以能主生长发育，也是因为肾藏精，一切正常生理现象都是在精的基础之上产生的缘故。

4）肾藏志：所谓志，就是指一个人的志气或者志愿，换句话说也就是一个人做事的目的，一个人做事有志无志，中医认为与肾的作用密切相关，所以说肾藏志。由于肾藏志的关系，所以我们在临床上看见有些失志的病人，比如说，他做了这一件事，但他自己也不知道为什么要做这件事等等，我们便认为这是肾气失常的表现，而在治疗上一定要考虑到治肾，为什么这些现象要治肾呢？这也就是因为肾藏志的缘故。

5）肾主骨，生髓，通脑：人体中的骨、髓和脑等器官，它们的作用都是由肾来主持的。比如说人体骨头方面的疾病，脑子方面的疾病，例如骨头失去了它的正常支架作用不能站立，头晕脑转等等，中医认为都应该考虑肾病，而在治疗上首先要考虑以补肾的方法来作治疗。为什么肾有主骨、生髓、通脑的作用呢？这是因为肾藏精，精生髓，髓养骨，而脑为髓海是全身髓集聚最多之处的缘故。

6）肾主水：水就是水分，人体中水分的保持和排泄，都是由肾的作用来主持，所以说肾主水。由于肾主水的关系，所以人体中水分方面的保持和排泄失常，中医认为都是属于肾病。临床上我们看见病人小便不利，或者小便过多，或者水饮停聚，腹肿身肿等等，一般都认为其病属肾而在治疗上也要以治肾的办法来作治疗，这就是因为肾主水，一切水证在定位上都应该属于肾的缘故。

（3）肾与人体体表的关系

1）其华在发：人体肾气的盛衰可以表现在人体头发的生长脱落上，肾气强的人头发便长得很好，肾气衰的人头发一般都长得不好或头发容易脱落。临床上对于白发或者脱发的病人，一般都从补肾入手，这就是因为肾其华在发的缘故。

2）肾在上开窍于耳，在下开窍于二阴：人体的肾气正常与否，可以从耳的作用和前后阴的情况上看出来，比如说耳鸣、耳聋、阴痿失精、五更肾泻等等，中医认为多半都是属于肾病。为什么这些疾病属于肾呢？这就是因为肾在上开窍于耳，在下开窍于前后阴的缘故。

3）在声为呻：呻就是呻吟，呻吟在人体中是属于肾的作用，人在某种痛苦的情况下发出呻吟，这是正常的表现，但是无病呻吟，自己总觉得呻吟一二声才舒服一些，这便是病态，在定位上一般认为这多半是属于肾病。

4）在变动为栗：栗就是战栗，在一般没有发热或恶寒的情况之下发生战栗，一般都是属于肾病，或者是肾受到了重度刺激的表现，所谓变动也就是有变化的意思。

5）在味为咸：咸就是咸味，咸味属于肾，人在疾病过程中，口中如果出现咸的味道，中医便认为这多半是肾经有病，或者是疾病已经波及到了肾。

（4）肾与周围环境的关系

1）肾旺于冬：每年的冬季，中医认为是肾旺的季节，因此在每年的冬季容易发生肾病。一般人在冬季里常常有骨节疼痛，有关节病的人也常常会在冬季里加重，有些人在冬季里也常常会发生咳嗽气喘、骨节疼痛的原因是因为肾主骨的关系，咳嗽气喘的原因，一方面固然是因为冬天天气很冷，寒邪犯肺而发生，另方面也因为肺肾之间的关系是母子关系，肾病可以及肺的缘故。

2）咸入肾：咸味的东西可以对肾产生作用，所以说咸入肾。因为咸入肾的关系，所以我们临床上对于肾病患者便很注意咸味东西的使用，水肿小便不利的病人必须要禁忌咸味的东西，因为咸能滞水使水肿加重；一般肾虚小便太多的病人在治疗上，则可以用咸味来帮助药力，比如说我们服用有些补肾丸药的时候要用淡盐汤来吞服丸药，有些治肾的药物要用盐炒等等，这些都是因为咸入肾的缘故。

3）恐伤肾：人在过度恐惧的时候，常常可以因过度恐惧的关系而表现肾气失常的现象，比如说一个人在过度恐惧的时候常常可以发生战栗，或者发生大小便失禁等现象，发生战栗是因为肾变动在栗的缘故；发生大小便失禁是因为肾主水，肾开窍于二阴的缘故。

（二）六腑

六腑就是指人体的胃、小肠、大肠、膀胱、胆、三焦等六个器官。这六个器官都具有我们前面所谈到腑的特点，所以叫做六腑，现在我们仍然分开来简单加以介绍：

1. 胃

（1）胃的部位：胃的部位也在人体上腹部的正中。为什么胃的部位在人体上腹部的正中呢？一方面是因为胃为脾之府，脾的部位是在人体上腹部的正中，另方面是因为足阳明胃经的经脉也归在人体上腹部的缘故。由于胃的部位是在人体上腹部，所以我们临床上遇见了上腹部有病的病人，不是考虑脾病便是考虑胃病。

（2）胃为水谷之海，司受纳：所谓水谷也就是饮食营养的意思，因此所谓胃为水谷之海，司受纳，也就是说胃的作用主要是受纳饮食营养的器官。由于胃的作用是这样，所以我们在临床上看见有饮食减退，或者不能受纳呕吐恶心的病人，我们便首先要考虑胃病。

(3) 胃主变化谷食，为人体后天的根本：胃不但能够受纳饮食而且还能够把纳入的饮食变化成为精华的东西以供人体的利用，所以说胃主变化谷食。由于胃也有变化谷食的作用，所以我们在临床上看见有消化不好的病人，除了考虑脾病以外，也要考虑胃病，这也就是因为胃主变化谷食的缘故。由于胃主纳，而且有变化谷食的作用，所以脾胃是人体后天的根本，所以中医说“有胃气则生，无胃气则死”。这个道理很简单，因为人体一切正常生理活动的进行都要依靠饮食营养的供给，而胃又是受纳饮食和变化饮食主要器官的缘故。

2. 小肠

(1) 小肠的部位：小肠的部位在人体的下腹部。为什么小肠的部位在人体的下腹部呢？因为中医认为胃之下口就是小肠的上口，同时因为手太阳小肠经的经脉，归在人体下腹部的缘故。

(2) 小肠为受盛之官、主化物：所谓受盛之官，就是指接受和装盛饮食营养的器官。饮食在胃里经过消化以后再到小肠里停留下来进行更好的变化，所以说小肠是受盛之官、主化物，化物也就是更进一步加以变化的意思。为什么小肠能更进一步的把饮食加以变化呢？这是因为小肠在五行归类上也是属于火，化物是火的特性的缘故。

（3）小肠有分别清浊的作用：因为小肠可以进一步变化谷食，所以小肠也就有了分别清浊的作用。所谓清，也就是指好的、精的，清的东西就可以通过脾的作用运输到人体各处去利用或者运到脏里把它储藏起来，浊的东西也可以通过腑的传导作用把它排泄出去，多余的水通过小肠把它排到膀胱然后再排到体外，所以中医说小肠是膀胱的上源，某些小便的病，中医说是小肠经的病，滓秽就通过大肠把它排到体外，所以中医说小肠的下口就是大肠的上口，某些腹泻的病也要考虑到小肠。

3. 大肠

（1）大肠的部位：大肠的部位也在人体的下腹部。为什么大肠的部位在人体的下腹部呢？因为中医认为大肠的上口就是小肠的下口，同时因为手阳明大肠经的经脉归于人体下腹部的缘故。

（2）大肠为传道之官：所谓传道，也就是传导的意思。大肠的上口就是小肠的下口，大肠的下口就是肛门，人体所进的饮食在胃和小肠变化以后，清的归入五脏，浊的就通过膀胱和大肠排出体外，因此大肠叫做传导之官，所为传导也就是说大肠有传导人体饮食糟粕作用的意思。

4. 膀胱

（1）膀胱的部位：膀胱的部位也在人体的下腹部。为什么膀胱的部位在人体的下腹部呢？一方面是中医书中认为膀胱的部位在肾的下面，大肠的前面，大肠是在人体下腹部，另方面也是因为足太阳经的经脉归于人体下腹部的缘故。

（2）膀胱为州都之官、藏津液：所谓州即现在一般所说的洲字，都即渚字，洲渚即水中的小块土地，因此所谓膀胱为州都之官这句话，简单地说也就是指膀胱是管理人体水液运行的器官。津液是人体中有用的水，因此所谓藏津液，也就是说膀胱有盛水的作用，不过膀胱里面所盛的水，是人体不需要的，所以中医书上说："津液之余者，入胞则为小便。"（《诸病源候论·膀胱病候》）这也就是说人体中多余的水就到膀胱变成小便，换句话说也就是膀胱有盛尿、排尿的作用。

5. 胆

（1）胆的部位：胆的部位在人体的两胁下，为什么胆的部位在人体的两个胁下呢？一方面是因为胆与肝相连，中医说："胆为肝之府"。肝的部位是在人体的两胁，另一方面是因为足少阳胆经的经脉也归在人体两个胁下的缘故。

（2）胆为中正之官、主决断：所谓中正，也就是说不偏不倚，非常准确的意思，一个人做事有没有决断，这是属于胆的作用。由于胆是中正之官，主决断，所以我们在临床上看见有些作事优柔寡断的人尤其是有些精神衰弱的病人，我们便说其病在胆，而在治疗上首先要考虑治胆，这便是因为胆为中正之官、主决断的缘故。

（3）胆主勇气：人作事有没有勇气，中医认为是由胆的作用来主持。由于胆主勇气的关系，所以有些勇气很大的人，一般说这个人胆大，有些勇气不足的人，一般说这个人胆很小，这些都是由于胆主勇气的缘故，一个人的胆大胆小与一个人的决断是有关系的，胆之所以主勇气，从根本上来说，还是由于胆为中正之官、主决断的缘故。

（4）胆主口苦：口苦除了可以受心的影响以外，也可以因胆的作用失常而引起口苦。胆为什么能引起口苦呢？一方面这是因为中医认为胆里藏有精汁，精汁是苦的，精汁在胆有病的情况下可以上行到口内而引起口苦；另方面是因为胆在五行归类上也是属于火，苦是火的本味的缘故。

（5）胆为奇恒之腑，藏而不泻：所谓奇恒之腑，就是这个器官有异于寻常的腑的意思，胆是一个中空的器官，因此它具有腑的特点，但是它不像其他的腑一样直接对外交通纳出，因此又与一般的所有腑不同，所以说胆虽然可以把它放在六腑的当中，但是也可把它放在奇恒之腑的里面。

6. 三焦

（1）三焦的部位：三焦就是上、中、下三焦，三焦并不是一个具体器官，而是人体上、中、下三个部分。人体膈以上的部位是上焦；膈以下、脐以上的部位是中焦；脐以下的部位是下焦。上焦部位所包含的脏器有心和肺；中焦部位所包含的脏器有脾和胃；下焦部位所包含的脏器有肝和肾。因为三焦是人体上中下三部分，所以膈以上的疾病，例如心病和肺病，我们一般便说病在上焦；膈以下脐以上的疾病，例如脾病和胃病，我们一般便说是病在中焦；脐以下的疾病，例如肝病和肾病，我们一般便说是病在下焦。

（2）三焦的作用

1）上焦主纳，上焦如雾：所谓纳，就是指受纳，人体所需要的空气饮食营养等等，都是从人体上部所属的器官进入体内，所以说上焦受纳。饮食营养空气等进入人体以后，分布到全身各处无微不至，这就好像自然界中的雾气笼罩无微不至一样，所以说上焦如雾。总起来说也就是上焦的作用是受纳一切人体生理活动上所需要的物质并把它分布到全身各处。

2）中焦主化，中焦如沤：所谓化，也就是指变化，空气饮食营养等人体所必需的物质，从上焦纳入体内以后，主要是在人体中焦所属的器官里面发生变化，所以说中焦主化。沤字可以解释成为水上的气泡，水上发生了气泡，表示这个水已经发生变化，因此所谓中焦如沤，也就是中焦主化的意思。

3）下焦主出，下焦如渎：所谓出，也就是指排出，人体中从上焦纳入的各种物质，经过中焦变化以后，其精华部分就归于五脏利用或者储藏起来，其糟粕部分就从人体下焦所属器官排出体外，所以说下焦主出，所谓："渎"就是指暗沟，也就是指下水道，不用的废水，从暗沟里排出去，因此所谓下焦如渎，也就是下焦主出的意思，换句话说人体下焦的作用主要是排出人体中的废料。

（3）三焦为孤腑，是指人体整个全身而言：所谓孤，也就是孤单的意思。六腑之中的胃、小肠、大肠、膀胱、胆等五腑，都有相应的器官与它们配合，只有三焦是孤单的，所以说三焦是孤腑。为什么三焦是孤腑呢？理由很简单，因为三焦根本不是一个具体的器官，它是指人体的整体。为什么三焦又称为腑呢？这是因为就人体整个而言，人体是中空的，人体从上焦到下焦是有纳有出，传化不息的，也有我们前面所谈的腑的特点的缘故。总的来说，三焦是人体整个全身而言，它的作用也是指人体的整体作用，《中藏经》说："三焦者……总领五脏六腑……"（《中藏经·论三焦虚实寒热生死逆顺脉证之法》）这句话我认为是很明确的说法。

（三）奇恒之腑

奇恒之腑，就是指人体中的脑、髓、骨、脉、胆、女子胞等六个器官。这六个器官由于它们在作用上与其他的脏腑不同，所以叫做奇恒之腑，奇恒之腑中的胆，也可以包括在六腑的当中，我们在前面已经谈过了，这里不再加介绍，现在简单的谈一谈脑、髓、骨、脉、女子胞等五个器官的作用和它的特点：

1. 脑

（1）脑为髓海：人体骨头中间所藏的液性膏样物质叫做髓，髓在人体中，中医认为以脑里面最多，所以说脑为髓海，脑里面的髓充足，人就耳目聪明，行动灵活，脑里面的髓不足，人就会脑转耳鸣，头晕目眩，我们在临床上遇见有些眩晕的病人，常常诊断为髓海不足，这就是因为脑为髓海的缘故。

（2）脑通督脉：督脉就是人体背部正中相当于脊柱部位的一条经脉。这一条经脉，中医认为是与脑相通的，所以说脑通督脉，由于脑通督脉的关系，所以人体脊柱有病可以影响到脑，脑有病也可以影响到脊柱。

（3）脑属肾：脑与肾的关系极其密切，脑髓是在肾气的作用下产生的，所以说脑属肾。为什么肾能生脑呢？这是因为肾的作用是藏精、精可以生髓、脑为髓海的缘故，由于脑属肾的关系，所以我们在临床上看见有些内伤眩晕，脑转耳鸣的病人，便须从补肾入手，也就是这个道理。

2. 髓

（1）髓属脑属肾：脑为髓海，髓以脑里面藏得最多，所以说髓属脑，髓是由精生长变化出来的，所以说髓属肾。由于髓属脑属肾，所以人体髓有病的时候，便要治脑治肾。

（2）髓养骨：人体骨骼的作用正常与否，与髓的充足与否密切相关，骨是依靠髓来营养的，所以说髓养骨。由于髓养骨的关系，所以人体骨骼有病的时候，首先就要治髓，而髓是由精生长变化出来的，所以治髓首先又要治肾。我们前面讲过肾主骨，为什么肾能主骨呢？这也就是因为肾藏精，精生髓，髓养骨的缘故。

3. 骨

（1）骨任身：所谓任身，也就是担任身体的重量的意思，骨是人体的支架，所以说骨任身。比如说不能久立久行，中医认为多半属于骨病，也就是骨任身的道理。

（2）骨为髓之府、属肾：府，我们前面讲过，有住宅的意思，髓是在骨头的里面藏着的，所以说骨为髓之府，由于骨需要髓来营养而髓又是由精生长变化出来的，肾是藏精的主要器官，所以骨属于肾。

（3）胆与骨的关系：胆病可以影响到骨，为什么胆有病可以影响到骨呢？因为骨质是刚强的，胆是中正之官也是刚强的，在性质上相类的缘故。人在遇见恐怖事情的时候，常常因为害怕而站立不稳，全身柔软，这一方面固然是恐伤肾，肾主骨的缘故，另方面也是因为胆气受伤影响及骨的缘故。

4. 脉

（1）脉属心：人体的经脉都是由心的作用来主持的，所以说脉属心。

（2）脉为血之府：血是在脉管里面流行的，所以说脉为血之府，由于血是在脉管里面流行，所以血多脉管也就充实，血少脉管也就空虚，中医书中说："脉实血实，脉虚血虚"也就是这个道理。

（3）脉为气血的通道：人体的气血是在人体中循环运行不息的，通过什么来循环运行不息呢？那就是通过脉来循环运行不息，所以说脉是气血的通路。

（4）诸脉皆上注于目：人体中五脏的作用都可以通过脉表现在眼睛上去，所以说诸脉皆上注于目。我们前面讲过了肝开窍于目，这是指总的情况而言，细致的说五脏的精华都可以表现在眼睛上，具体的区分是瞳孔属肾，瞳孔外面的黑眼珠属肝，白眼珠属肺，两眼角属心，上下眼胞属脾。为什么五脏的作用都可以从眼睛上来认识与分析呢？这就是因为诸脉皆上注于目的缘故。

5. 女子胞

（1）胞的含义：胞的含义有两个，一个是指膀胱，一个是指女子的子宫。由于胞有两个含义，所以在男子身上来说就是指膀胱，在女子身上来说，除了膀胱的含义以外，还有子宫的含义，由于如此，所以子宫又可以叫胞宫。

（2）胞的作用

1）主小便：因为胞有膀胱的含义所以胞有主小便，这个我们在前面六腑里面已经讲过了，此处不谈。

2）主月经：因为胞有子宫的含义，所以胞主月经，为什么胞主月经呢？因为中医认为妇女月经的正常与否主要与人体冲脉和任脉这两个经脉有关，而冲脉和任脉这两个经脉它们都起于胞中的缘故。

3）主胞胎：妇女怀胎受孕，中医认为是胞的作用，一方面因为胞的作用主月经，月经正常才能怀胎受孕，另外一方面胞是胎儿在母体中所居住的地方，由于此，所以女子胞又叫胞宫，胞宫的口又叫子门。

三、脏腑间的关系

（一）脏与脏之间的关系

人体中脏与脏之间的关系是极其密切的，它们之间的关系是彼此资生，彼此帮助，但也彼此克制，彼此约束。人体中脏与脏之间的关系，换句话来说也就是五行之间的生克制化关系。五行之间的关系，我们在前面已经讲过了，它可以分为相生、相克、制化、相乘相侮，母子主仆等五种关系，因此人体中脏与脏之间也具有相生、相克、制化、相乘相侮、母子主仆等五种关系，现在我们分别加以简单介绍，并各举一例以为说明。

1. 相生关系　脏与脏之间相互资生，相互帮助的关系就是相生关系。脏与脏之间的相生关系我们前面讲过了是：肾生肝、肝生心、心生脾、脾生肺、肺生肾。这也就是说肾有帮助肝的作用，肝有帮助心的作用，心有帮助脾的作用，脾有帮助肺的作用，肺有帮助肾的作用。举一个例来说，脾是有帮助肺的作用的，由于人体脾的作用好，肺的作用也就好，脾的作用不好，肺也会因此发生疾病。因为这个道理，所以我们在临床上遇见有些慢性咳嗽气喘的病人，一般在治疗上常常不单纯的治肺而主要去治脾。为什么肺病要去治脾呢？这就是因为脾有帮助肺的作用，补土可以生金，补脾可以治肺的缘故。

2. 相克关系　脏与脏之间相互克制，相互约束的关系就是相克关系。脏与脏之间的相克关系我们前面也讲过了，是肾克心、心克肺、肺克肝、肝克脾、脾克肾。这也就是说肾有制约心的作用，心有制约肺的作用，肺有制约肝的作用，肝有制约脾的作用，脾有制约肾的作用。举一个例来说，肾有制约心的作用，因此人体肾的作用正常，它便能把心制约得好，心就不会发生什么异常妄动的情况，如果肾的作用不好，它便不能够制约心，于是心就会发生异常或者妄动的现象。因为这个道理，所以我们在临床上遇见有些体虚发热的病人，我们常常诊断为阴虚发热，一般在治疗上并不用清心退热的方法去退烧，而主要是以养阴补肾的方法来作治疗。为什么心病不治心而去治肾呢？这也就是因为肾有制约脾的作用，补水就可以治火，治肾也就是治心的缘故。

3. 制化关系　人体脏与脏之间相互帮助互相制约同时发生的综合关系，这就是脏与脏之间的制化关系。脏与脏之间的制化关系我们前面讲过了是：肾克心、心生脾、脾克肾；心克肺、肺生肾、肾克心；肝克脾、脾生肺、肺克肝；肺克肝、肝生心、心克肺；脾克肾、肾生肝、肝克脾。制化关系说明了人体脏与脏之间，它们是既有相互帮助的作用，可又有相互制约的作用，脏与脏之间是互相影响的，也是互相牵制的，任何被克的一方面都有反过来克制对方的能力。因为脏与脏之间有这样一个关系，所以脏与脏之间也就因此不会生得太过，也不会克得太过，从而达到一个正常协调的平衡局面。举一个例来说，肝是可以克脾的，但因为脾有生肺的作用，肺可以克肝，所以肝便不能太过的去克脾。有些人在生气的时候，便不想吃东西，这是肝克脾的缘故，但有些人生了气，却食欲如常并不影响脾胃的正常作用，这便是因为这个人脾的作用好，因此它的肺气很强，可以克制肝的作用，因此肝不能犯脾的缘故。

4. 相侮相乘关系　脏与脏之间在病理的情况下相克的关系失常发生反克就是相侮。因为制化关系的失去平衡，被克的器官无力制止对方，因而对方乘虚侵犯，这就是相乘。举一个例子来说，脾本来是可以克肾的，但是在一定情况之下，肾病可以影响脾，这便是相侮；在脾为肾侮的情况之下，肾病更可以影响到心，这便是相乘。临床上我们看见有些小便不利、严重水肿的病人常常出现呕吐的脾胃失常情况，同时严重一些还可以出现心悸，脉微，肢冷心气失常，这些现象一般叫做水病侮土或者叫做水气凌心，实际上就是脏与脏之间在病理变化上相侮相乘的结果。

5. 母子主仆关系　脏与脏之间都有生我、我生，克我、我克的关系，这种生我、我生的关系就是母子关系，克我、我克的关系，就是主仆关系。为什么要谈脏与脏之间的母子主仆关系呢？这是因为母病可以及子，子病可以及母，主病可以及仆，仆病可以及主的缘故。举一个例来说，肺生肾，肺就是母，肾就是子，肺病可以影响到肾。比如说有些肺气不足的病人常常可以在临床上表现多尿，或者全身软弱无力的现象，这便是母病及子。肾病也可以影响到肺，比如说：有些肾病小便不利、全身水肿的病人常常可以在临床上表现咳嗽气喘等现象，这便是子病及母。再举一个例子来说，肝克脾，肝就是主，脾就是仆，肝病可以影响到脾，比如说我们在生气的时候常常不想吃东西或者腹胀不适，这便是主病及仆。脾病可以影响到肝，比如说有些重度吐泻的病人，常常可以因吐泻而发生四肢抽搐拘急，这便是仆病及主。由于脏与脏之间有这样一个母子主仆的关系，所以我们在诊断与治疗上一定要时刻注意到母子主仆之间的关系问题，子病治母，或者母病治子，仆病治主，或者主病治仆，这些都是因为母子主仆密切相关，互相影响的缘故。

（二）腑与腑之间的关系

人体中腑与腑之间的关系可以分为下面两方面来谈：

1. 腑与腑之间的关系与脏与脏之间的关系一样，基本上也是五行生克制化的关系　为什么腑与腑之间的关系也是五行生克制化关系呢？这是因为六腑也都可以用五行来加以归类，腑的作用也可以总的用脏来加以归类的缘故。比如说胃有病就可以引起大便不好，胃在五行中属于土，大肠在五行中属于金，胃病引起大便不好，这是土不生金或者说是母病及子的缘故。

由于此，所以我们在临床上治疗腹泻总是要首先治胃，这也就是补土生金的道理。

2. 腑与腑之间的关系是一个传化的关系　比如说饮食入胃到小肠，在小肠中变化之后，再到膀胱和大肠，这些都是传化的表现。为什么腑与腑之间有这么一个传化关系呢？这是因为腑这一类器官有中空的特点，并且是彼此相通，例如胃之下口即小肠之上口，大肠之上口即小肠之下口，膀胱之上源即小肠之下口的缘故，中医书上常说“胃虚则肠实，肠实则胃虚”，这些话都明显说明腑与腑之间传化相通的道理。

（三）脏与腑之间的关系

脏与腑之间的关系是一个表里关系，或者也可以说是一个相合的关系，所谓“表里”、“相合”，换句话说也就是脏与腑之间，它们的作用基本上是一致的，只不过部位和脏器特点上有所不同而已，脏与腑之间的相合情况大致如下：

1. 肺合大肠　肺与大肠的关系是密切相关的，所以说肺合大肠。由于肺合大肠的关系，所以肺病可以影响大肠，大肠有病也可以影响肺。比如说，临床上我们看见有些肺气失调的病人，常常可以发生腹泻或者发生便秘，因而在治疗上大肠有病的病人我们也首先要治疗肺脏，为什么要如此治法呢？这就是因为肺合大肠的缘故。

2. 心合小肠　心与小肠的关系是密切相关的，所以说心合小肠。由于心合小肠的关系，所以心病可以影响小肠，小肠有病也可以影响到心。比如说，临床上我们看见有些心气失调的病人，常常可以发生小肠经的疾病，心气不足的病人小肠化物的作用就不好，心气有余的病人，小肠经也会发生火象而产生小便黄赤。这些都是心合小肠的具体表现。因为如此，所以临床上小肠经有病，我们常常要考虑治心，为什么如此治法呢？这是因为心合小肠的缘故。

3. 肾合膀胱　肾与膀胱的关系是密切相关的，所以说肾合膀胱。由于肾合膀胱的关系，所以肾病可以影响膀胱，膀胱有病也可以影响肾。比如说临床上看见许多肾气失调的病人常常不是尿多就是尿少，这些都是肾合膀胱的表现，为什么肾合膀胱呢？这是因为肾和膀胱都是属于水脏的缘故。

4. 脾合胃　脾与胃的关系是密切相关的，所以说脾合胃。由于脾合胃的关系，所以脾病可以影响胃，胃病也可影响脾，比如说临床上有些恶心呕吐呕逆的病人，病变虽然主要表现在胃，但实际上是由于脾的运化作用失常所发生。同样的道理，脾的运化作用失常也一定会影响胃发生纳食不佳或者恶心反胃等症状，这些现象都充分的可以说明脾胃作用密切相关，也可以说脾和胃基本上是属于一体。

5. 肝合胆　肝与胆的关系也是密切相关的，所以说肝合胆。由于肝合胆的关系，所以肝病可以影响胆，胆病也可以影响肝，比如说临床上有些肝气失调的病人常常可以表现为口苦、咽干、目眩，同时做起事来也往往是粗枝大叶，或者优柔寡断、缺乏决断，这些都是肝合胆的具体表现。为什么肝合胆呢？这是因为肝胆相连，在五行归类上都是属于木脏的缘故。

6. 三焦合心包络　人体三焦与心包络的关系是密切相关的，所以说三焦合心包络。人体上中下三焦任何部分有病都与心包络有关系，所以三焦有病可以影响心包络，心包络有病也可以影响三焦。为什么三焦与心包络关系如此密切呢？一方面是因为三焦是指人的整体，心包络的作用是代心用事有主持全身的作用，另一方面也是因为手厥阴心包络的经脉遍历全身三焦的缘故。

第四讲

经　络

一、经络是什么

经络是什么呢？简单地说经络就是人体中气血运行的通路。所谓的“经”，有“径”字的含义，也就是指人体中气血运行的大路正路。“络”有联络的含义，也就是指人体中联络各条大路正路的小路。如果说经是大马路，络就是各条大马路之间的小胡同。经是大街，络就是小巷，城市依靠大街小巷来进行交通，而人体也就依靠经络来交通内外。

人体中的经脉分为正经与奇经两大类。所谓正经也就是指人体中气血交通的主要干线，所谓奇经也就是指人体中各个干线之间的另外一些比较大的路线，这些路线有调节和缓冲人体气血运行的作用，它有正经的作用，但是在它的循行分布上又与正经有所不同，所以叫做奇经，所谓奇，其音同“基”，也就是异常的意思。人体中的正经有十二条，这十二条经脉的名称是：手太阴、手少阴、手厥阴、手太阳、手少阳、手阳明、足太阴、足少阴、足厥阴、足太阳、足少阳、足阳明。这十二条经脉就是人体的正经，一般简称的十二经，也就是指的这十二条经脉。人体中的奇经有八条，这八条经脉的名称是：督脉、任脉、冲脉、带脉、阳跷脉、阴跷脉、阳维脉、阴维脉。这八条经脉就是人体的奇经，一般简称的奇经八脉，也就是指的这八条经脉。

人体中的络脉也随着络脉的深浅、大小、位置、作用而分成许多名称，例如大络、孙络、浮络、别络等等，络脉中大一些的就叫大络，络脉中小一些的就叫孙络，浮在表面一些的就浮络，分支的和别的经脉相交通的就是别络。

由于人体中有大小深浅不同的各种经脉，也有大小深浅不同的各种络脉，在这些经脉和络脉错综复杂的沟通下，所以人体的气血也就可以通达表里，贯彻上下，灌溉到全身任何一个地方，无微不至。

二、经络的作用

（一）经络在人体生理上的作用

由于经络的本身是人体气血的通路，因此人体的正常生理作用也就必须是依靠经络来维持，经络在人体生理上的作用，一般来说大致可以归纳为以下几点：

1. 十二经配人体十二脏　我们前面讲过人体中主要器官有十二个，这十二个器官每一个器官都有一条主要经脉与它相通。这一个器官的正常生理活动以及气血运行都完全依靠它所属的这一条经脉来进行。肺所属的经脉叫手太阴，大肠所属的经脉叫手阳明，胃所属的经脉叫足阳明，脾所属的经脉叫足太阴，心所属的经脉叫手少阴，小肠所属的经脉叫手太阳，膀胱所属的经脉叫足太阳，肾所属的经脉叫足少阴，心包络所属的经脉叫手厥阴，三焦所属的经脉叫手少阳，胆所属的经脉叫足少阳，肝所属的经脉叫足厥阴。人体中的十二经就这样分配在人体十二脏。这一个脏的一切作用也都依靠它所属的这一条经脉来进行。

2. 人体中脏与脏之间的关系是依靠经络来联系　我们前面讲过了，人体中脏与脏之间并不是孤立的，而是一个相互协调的整体。脏与脏之间它们通过什么来保持联系呢？那就是通过经络来相互联系。因为有经络的相互联系，所以人体内部各个器官的作用才能彼此协调，彼此作用。人体中脏腑间的相生作用，相克作用，制化作用，表里相合作用都是通过经络的作用来进行的。举一个例来说，我们前面讲过肺合大肠，肺与大肠的作用密切相关。为什么肺能合大肠呢？这就是因为手太阴的经脉从上腹部出来以后一支向上到肺，另外有一支向下与大肠相联系的缘故。

3. 人体与天地间的关系是依靠经络来联系　人体与天地间的关系是密切相关的，这也就是我们前面已经讲过的天地人合一，人与天地相应。人与天地是通过什么来相应呢？那也是通过经络的作用来进行，天地的作用通过了经络来影响人体，人体的作用也是通过了经络来适应天地。因为有经络的作用，所以天地人便自然的结合成了一个统一的整体。

(二) 经络在人体病理上的作用

经络作用正常便是正常的生理作用，经络作用失常便是病理作用。经络在人体病理上的作用，一般大概也可以归纳为下列几点：

1. 经络作用失常人体就会发生疾病　经络是人体气血运行的道路，经络作用失常也就是气血运行的道路失常。人体正常生理活动的产生是在气血作用之下进行，气血运行的道路失常，气血的作用就不能正常分布到所需要的地方，这样人体就会发生疾病。比如说，手太阴经脉的运行作用发生了障碍，人体中肺的作用就会受到损害，这就是因为人体肺的所属经脉是手太阴，手太阴经脉运行作用失常了，必然也就会引起肺的作用失常的缘故。

2. 由于经络的分布关系、人体的发病总是由表及里，由浅及深　人体经络的分布情况，经脉比较大，所以位置也比较深，络脉比较小，所以位置也比较浅。由于经络的分布在深浅上有所不同，所以外邪侵犯人体发病，也总是先侵犯络脉，然后侵犯经脉，然后再侵犯到腑，侵犯到脏。比如说，我们在受了凉的时候，总是先有发冷、发热，然后紧接着便有头痛、身痛，再进一步就可以发生咳嗽、气喘，再进一步就可以发生腹痛、腹泻等症状。发冷发热，中医说病在表，也可以说病还只侵犯到络，头痛、身痛病也在表，但是病已经侵犯到了经了。咳嗽、气喘，腹痛、腹泻，病就已经入里了，也可以说病已经由经络侵犯到脏腑了。这些都说明了由于经络的分布深浅不同，因此病邪侵犯人体也是由表及里，由浅及深的道理。因为这个道理，所以中医认为:“善治者治皮毛，其次治肌肤，其次治筋脉，其次治六腑，其次治五脏。”(《素问·阴阳应象大论》）这些话的意思，也就是说好的医生治病，必定要明白外邪侵犯人体致病，由浅入深，由表入里的道路，早期诊断，早期治疗，病一开始就能加以制止，使它不致于由经络往脏腑里传。这些治疗原则的提出，实际上也就是因为经络分布的特点的关系。

3. 人体脏腑有病也可以通过经络表现于人体表面

人体经络既然是一个气血的通路，可以沟通人体表里内外，表病可以通过经络入里，里病当然也可以通过经络达表。由于里病可以通过经络达表的关系，因此人体脏腑有病也就可以通过经络的作用表现在人体的表面。比如说，肺有病，心有病可以表现为胸、臂不适，肝有病可以表现为胁痛、胁满，脾有病可以表现为肌肉、瘦削，肾有病可以表现为腘痛或者腰痛等。其他如像我们以前在藏象里面讲过的，肝开窍于目，心开窍于舌，肾开窍于耳等等，都无一不是人体内脏通过经络表现在人体表面的现象。正因为人体内脏的情况可以通过经络的作用表现在人体的表面，所以我们也才有可能根据人体的表面现象来分析人体内脏的各种病理变化。这也可以说经络就是中医藏象学说的物质基础。中医书上说："藏居于内，形见于外。"（《类经·卷三·藏象类》）藏居于内为什么能形见于外呢？那就是依靠经络的作用。

（三）经络在疾病诊断上的作用

人体的生理作用既然是依靠经络作用来维持，人体的各种病理现象也可以通过经络的作用来表现于人体的表面，因此经络在疾病的诊断上便具有极其重要的作用。经络在疾病诊断上的作用，一般大致上也可以归纳为如下几点：

1. 各经部位不同症状不同　人体中的各个经脉都有它自己应有的一定部位。由于各个经脉的部位不同，因此在临床上所表现的症状便不相同。比如说，手太阴经的疾病由于它的所在部位主要是在肺，所以手太阴有病主要症状便表现在肺。又比如说头为诸阳之会，人体中的各个阳经的经脉都可以到人的头部，因此人体中各个阳经的经脉有病都可以表现为头痛。但是由于各个阳经的所在部位不同，因此头痛的部位也就各不相同。太阳经的头痛主要表现在脑后，阳明经的头痛主要表现在前额，少阳经的头痛，则主要表现在人体头部的两颞部。为什么同一头痛而表现部位不相同呢？这就是因为各个经脉的所在部位不同的缘故。由于各经部位不同，症状不同，因此我们在临床上便常常可以根据症状特点来诊断这个病，是属于哪个器官哪个经脉的疾病。

2. 各经循行途径不同合并症状不同　人体中的经脉不但是有它自己一定的所在部位，而且也有它自己的一定循行途径。由于它的循行途径不相同，因此它所表现的全身合并症状也不相同。比如说手太阴经经脉的循行部位和循行途径主要有二支，一支是从上腹部开始后直接到胸部的两侧肺的部位，然后再由肺的部位一直到手臂上，另外一支是从上腹部开始后向下走直接连络大肠。由于手太阴肺经的经脉循行途径是这样，因此手太阴肺经的经脉有病，除了主要表现肺的症状以外，另外也同时会表现手臂的症状、大肠的症状。例如肺有病常常可以合并臂痛、腹泻等等。又比如说我们前面所说头痛，太阳经的头痛常常可以合并项背不适，阳明经的头痛常常有胃肠的症状，少阳的头痛常常有胸胁不适或者口苦、咽干、目眩、耳鸣、耳聋的症状。为什么各经有病除了它的主要症状不同以外合并症状也不同呢？这就是因为各个经脉循行途径也不相同的缘故。因为各经循行部位不同，所以我们在临床上也就常常可以根据合并症状来作诊断。

（四）经络在疾病治疗上的作用

经络既然可以指导诊断，当然也就毫无疑问的可以指导治疗。各经所表现的临床症状不同，因此治疗也可以完全不同。经络在疾病治疗上的作用，大致也可以分为下列两方面：

1. 经络不同，选穴不同　针灸治病，中医讲究循经取穴，也就是说哪一经的病就在哪一经来选择穴位。比如说肺经的疾病，主要就要在手太阴经上来选择穴位，胃经的病主要就要在足阳明经上来选择穴位。如果这一经的病是由另外一经的原因所引起，这也可以根据我们前面讲的五行生克制化的道理来循经取穴。比如说，这个病人是肝病，照道理上讲应该在足厥阴经上来取穴，但是肝病的原因，我们诊断是由于肾病所引起，因此我们便不能单独治肝而要治肾，这便要在足少阴经来取穴。总而言之，不管人体中哪一个器官，它都有它自己的主要经脉，发病器官不同，它的经络也就不同，因此在治疗上所取的穴位也就不同。

2. 经络不同，用药不同　对于药物的使用，中医讲究归经。所谓归经也就是指药物的主要作用是作用于人体中的哪一个器官，哪一条经脉。由于药物有归经的特点，因此经络不同，我们在临床上用药也有不同。比如说杏仁、贝母、桔梗之类的药是归手太阴肺经，所以肺有病的时候，我们便常用这一类药，这便是因为这些药物，它们都归肺经的缘故。又比如我们上面所说的头痛，太阳经的头痛，我们一般用麻黄、桂枝之类的药物来治疗，阳明经的头痛，我们一般用葛根之类的药物来治疗，少阳经的头痛我们一般用柴胡之类的药物来治疗。为什么同一头痛而用药会各不相同呢？这也就是经络不同，药物归经不同的缘故。

三、经络在人体中的循行途径

经络在人体中都有它自己一定的循行途径。十二经有十二经的循行途径，奇经八脉有奇经八脉的循行途径。关于这方面针灸书籍中谈得很多，我们在这里不准备详细地讲。现在只简单的谈一下经络在人体中循行的大致轮廓，以便将来大家在专门学习时有一个粗略的印象。

（一）十二经的循行途径

1. 手太阴经　手太阴经属于肺脏的经脉。这一条经脉的起点是在人体上腹部的正中，它从上腹部正中起始以后，首先是向下走与大肠相联络，然后再绕回来，围绕着胃的上口，向上穿过膈膜，到达人体胸部肺的部位，在胸部两侧一二肋间附近的中府穴开始，横出腋下，沿着上臂屈侧的上方，经过掌后高骨的下缘，一直到大指指甲外方的少商穴，它的支脉在腕后直走食指拇指侧的尖端与手阳明经脉相合。（图 1）

2. 手阳明经　手阳明经属于大肠的经脉。这一条经脉的起点是在人体上肢食指的尖端，它的循行途径是从上肢食指指甲外侧的商阳穴开始，然后沿着食指拇指侧的上缘，通过一二掌骨之间，向上沿着上臂外侧的前缘一直到肩部，到肩峰前缘，绕到项背部和各个阳脉在大椎穴处相会，然后再绕回人

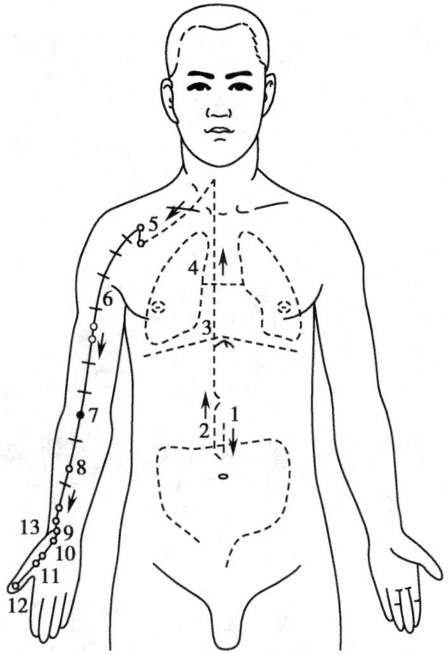

图1　手太阴肺经脉循行示意图

1. 起于中焦，下终大肠；2. 还循胃口；3. 上膈；4. 属肺；5. 从肺系；横出腋下；6. 下循臑内，行少阴心主之前；7. 下肘中；8. 循臂内上骨下廉；9. 入寸口；10. 上鱼；11. 循鱼际；12. 出大指之端；13. 其支者从腕后直出次指内廉出其端

体的前面，在锁骨凹陷处分为两支，一支向下入胸部与肺相联络然后再下行直接归在大肠本经，另外一支在锁骨凹陷处上走颈部，通过颊部到齿龈，回过来再绕到上唇，在人中穴处左右交叉，止于鼻孔两侧的迎香穴。（图 2）

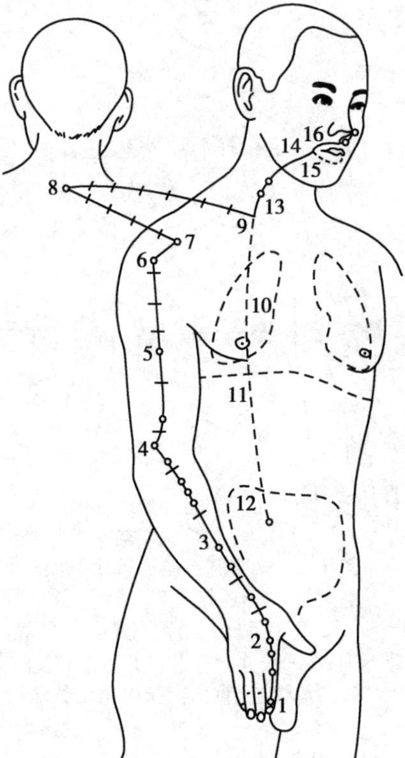

图 2　手阳明大肠经脉循行示意图

1. 起于大指次指之端；2. 循指上廉出合谷两骨之间，上入两筋之中；3. 循臂上廉；4. 入肘外廉；5. 上臑外前廉；6. 上肩；7. 出髃骨之前廉；8. 上出于柱骨之会上；9. 下入缺盆；10. 络肺；11. 下膈；12. 属大肠；13. 其支者从缺盆上颈；14. 贯颊；15. 入下齿中；16. 还出挟口，交人中，左之右，右之左，上挟鼻孔

3. 足阳明经　足阳明经属于胃的经脉。这一条经脉的起点在人体眼窝下方的承泣穴，它的循行途径是从承泣穴开始向下到上齿龈，然后从上齿龈出来环绕口唇，交叉于口唇下面承浆穴的部位，再退向下颌骨的后方，沿着下颌角向上至颞部，再沿着发际横行至额部；另外一支从颌下沿着喉咙，从锁骨窝处，向下穿过膈膜，归入胃的本经，并且在这里发出支脉与脾相联络；另外一支从锁骨窝处沿着乳头的内侧向下沿着肚脐的两旁向下直到阴毛的部位；另外一支从胃的下口向下至人体小腹部在阴毛处与前面所说的经脉相会合，会合以后再沿着大腿的伸侧外方下至膝盖，沿着下肢胫骨的外侧至足背止于足次指外侧的厉兑穴；另外一支从足背走入足的大指，与足太阴经的经脉相联系。（图 3）

4. 足太阴脾经　足太阴经属于脾经的经脉。这一条经脉的起点是在人体下肢足大指的隐白穴，它的循行途径是从隐白穴开始，沿着足大趾的内侧，上行到足内踝的前方再向上走，沿着胫骨内侧的后方，穿过足厥阴肝经的前面，上行到大腿内侧的前缘，直到腹部归于脾脏的本经，并分出支脉来与胃相联络，它在人体表面的经脉止于胸部的大包穴部位；另外一支脉，则在人体内向上走，它一方面与手太阴肺经和手少阴心经相联系，另外一方面再向上挟行于咽喉部，连于舌根。（图 4）

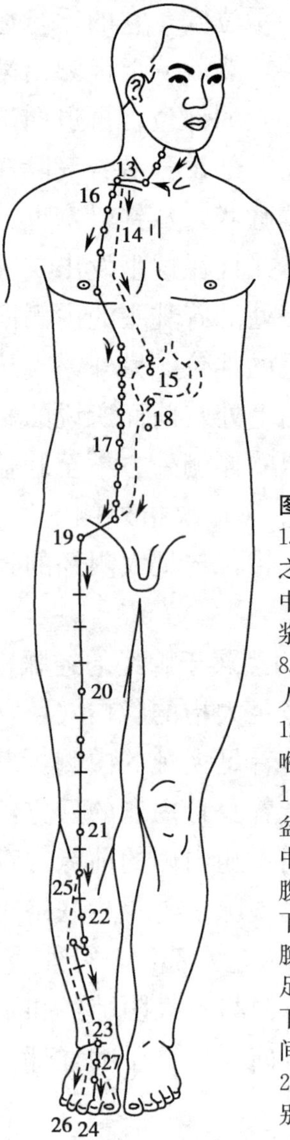

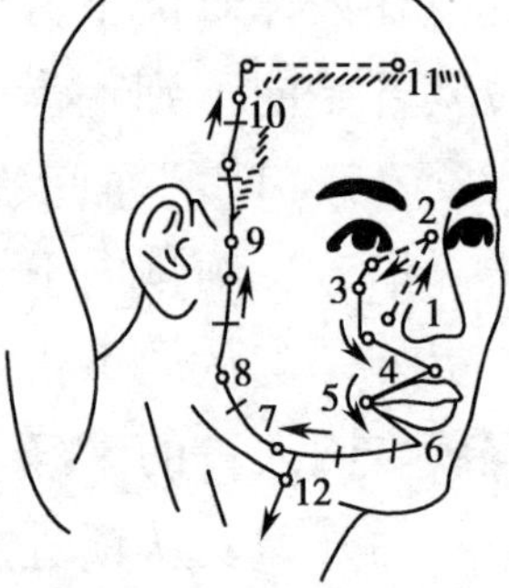

图 3　足阳明胃经脉循行示意图

1. 起于鼻之交頞中；2. 旁纳太阳之脉；3. 下循鼻外；4. 入上齿中；5. 还出挟口环唇；6. 下交承浆；7. 却循颐后下廉出大迎；8. 循颊车；9. 上耳前，过客主人；10. 循发际；11. 至额颅；12. 其支者从大迎前，下人迎，循喉咙；13. 入缺盆；14. 下膈；15. 属胃络脾；16. 其直者从缺盆下乳内廉；17. 下挟脐入气街中；18. 其支者起于胃口，下循腹里，下至气街中而合；19. 以下髀关；20. 抵伏兔；21. 下膝膑中；22. 下循胫外廉；23. 下足跗；24. 入中指（按指应作趾下同）内间（按：应作次指外间）；25. 其支者下膝三寸而别；26. 下入中指外间；27. 其支者别跗上，入大指间出其端

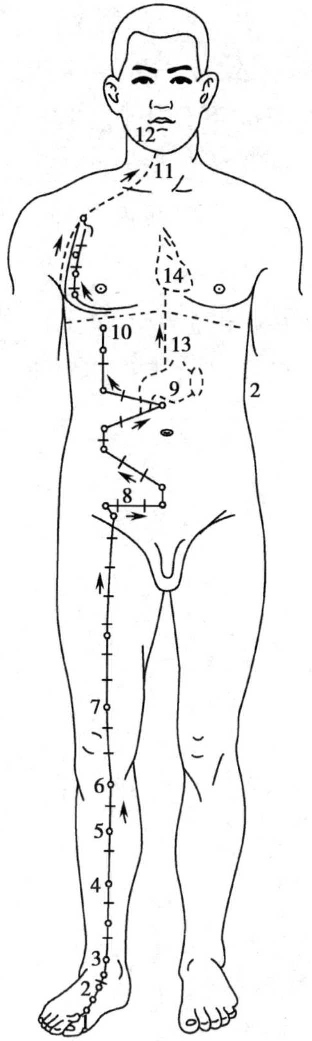

图 4　足太阴脾经脉循行示意图

1. 起于大指之端，循指内侧白肉际；2. 过核骨后；3. 上内踝前廉；4. 上踹（按：应作腨）内；5. 循胫骨后；6. 交出厥阴之前；7. 上膝股内前廉；8. 入腹；9. 属脾络胃；10. 上膈；11. 挟咽；12. 连舌本散舌下；13. 其支者复从胃别上膈；14. 注心中

5. 手少阴经　手少阴经是属于心经的经脉。这一条经脉起于人体胸部的正中，从心中出来以后，一支向下走，穿过膈膜向下到下腹部与人体小肠相联系；另外一支向上走，沿着咽部上行与人体眼睛的脉络相联络；再另外一支，从胸部正中经过肺的部位横出腋下，自腋窝前缘的极泉穴开始，沿着手臂的内侧后缘，沿小指内侧至尖端，止于小指指甲内侧少冲穴的部位，并在这里与手太阳经相接合。（图 5）

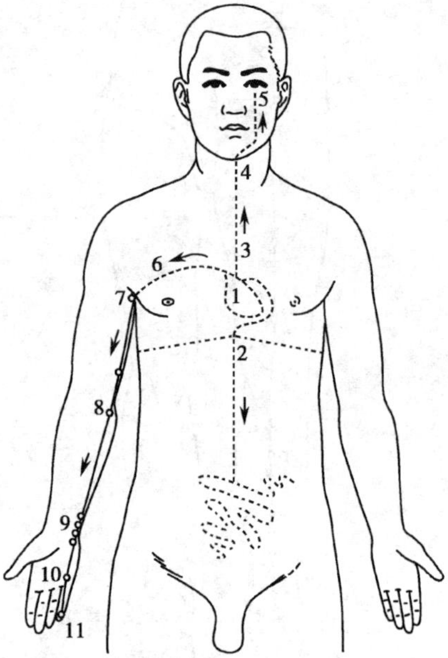

图 5　手少阴心经脉循行示意图

1. 起于心中出属心系；2. 下膈络小肠；3. 其支者从心系；4. 上挟咽；5. 系目系；6. 其直者复从心系却上肺，下出腋下；7. 下循臑内后廉，行太阴、心主之后；8. 下肘内循肾内后廉；9. 抵掌后锐骨之端；10. 入掌内后廉；11. 循小指之内出其端

6. 手太阳经　手太阳经是属于小肠经的经脉。这一条经脉起于人体上肢小指指甲外侧的少泽穴部位，从少泽穴出来以后，沿着手掌的外侧向上，再沿着前臂伸侧的下缘出肘后两筋之间，再沿上臂的后缘，绕行肩胛部，再向前至锁骨窝处，向下入体中先与心相联系，然后再穿过膈膜下行到小肠本经；另外一支脉，在锁骨窝处沿着颈部到颜面颊部至眼的外角，止于耳前的听宫穴；另外一支经脉，从颊部至鼻，在眼内角与足太阳经的经脉相合。（图 6）

7. 足太阳经　足太阳经属于膀胱的经脉。这一条经脉起于眼内角的睛明穴，从睛明穴出来以后，向上走，经过额部到头顶，在头顶部分出来一支脉到耳的上角；直行的经脉一方面向头的里面走与脑部相联系，另外一方面沿着颈项向下走，沿着肩胛的两侧，夹行于人体脊柱的两旁向下直达腰部，在腰部分出两支，一支在脊椎的部位向里走入膀胱的本经，并且在这里发出支脉来与肾脏相联络；另外一支则从腰部直接夹着脊柱向下走，经过臀部，直接到下肢的腘窝部位；另外一支则从肩部开始，通过肩胛，在上一条经脉的外方也夹着脊柱的两侧，向下经过臀部，沿着大腿外侧后缘向下走，与前一支经脉在下肢腘窝处相会，两支相会后，再一块向下走沿着小腿的后方向下穿过足跟，在外踝的后方，沿足掌的外侧，止于小趾趾甲外侧的至阴穴，并在这里与足少阴经的经脉相会。（图 7）

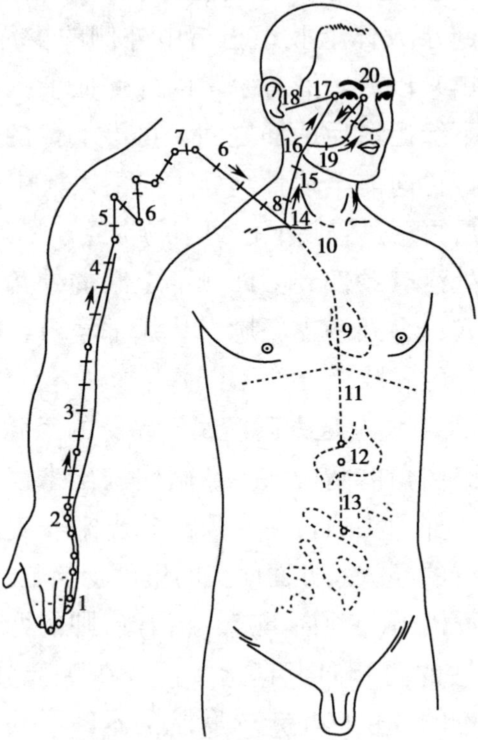

图6　手太阳经脉循行示意图

1. 起于小指之端；2. 循手外侧上腕，出踝中（尺骨茎突）；3. 直上循臂骨下廉，出肘内侧两筋之间；4. 上循臑外后廉；5. 出肩解；6. 绕肩胛；7. 交肩上；8. 入缺盆；9. 络心；10. 循咽；11. 下膈；12. 抵胃；13. 属小肠；14. 其支者，从缺盆；15. 循颈；16. 上颊；17. 至目锐眦；18. 却入耳中；19. 其支者，别颊上颇，抵鼻；20. 至目内眦，斜络于颧

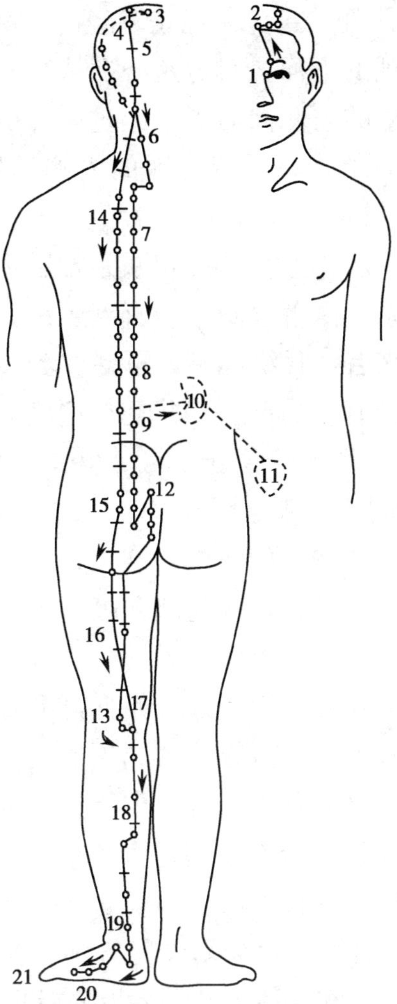

图 7　足太阳膀胱经脉循行示意图

1. 起于目内眦；2. 上颏；3. 交巅；4. 其支者从巅至耳上角；5. 其直者，从巅入络脑；6. 还出别下项；7. 循肩髆内，挟脊；8. 抵腰中；9. 入循膂；10. 络肾；11. 属膀胱；12. 其支者从腰中下挟脊贯臀；13. 入腘中；14. 其支者从髆内左右别下贯胛挟脊内；15. 过髀枢；16. 循髀外从后廉；17. 下合腘中；18. 以下贯腨内；19. 出外踝之后；20. 循京骨；21. 至小指外侧

8. 足少阴经　足少阴经是肾经的经脉。这一条经脉起于足小趾的下面，斜走足心，从足心的涌泉穴开始，沿着足掌的内侧向后走，经过内踝的后面，在足跟的部位再向上走，沿着小腿的内侧，膝弯的内缘，通过脊柱，入属肾脏，并且在这里分出支脉联络膀胱，直行的经脉，从肾上行与肝相联系，后再向上穿过膈膜与肺相联系，沿着喉咙，一直到舌根，另外一支经脉，从肺出来后，联络心脏，再灌注到胸部，止于第一肋骨附近俞府穴的部位，并且在这里与手厥阴经的经脉相联络。（图 8）

9. 手厥阴经　手厥阴经是心包络的经脉。这一条经脉也起于人体胸部的正中，这一条经脉从胸部开始以后，向下通过膈膜，从胸部到腹部依次联络人体上中下三个部位的各个器官；另外一支经脉，从胸部至胁下，从乳头外方的天池穴开始，再沿着上臂的内侧的正中，入肘中，再沿着前臂屈侧面两筋的当中，到手掌的中心，再沿着中指直达中指尖端的中冲穴；另外一个分支从掌心沿着无名指直达指尖，与手少阳经的经脉相联系。（图 9）

10. 手少阳经　手少阳经是人体三焦的经脉。这一条经脉的起点在人体上肢无名指尖端的关冲穴部位，这一条经脉的循行途径是从关冲出来以后，沿着无名指和小指之间向上走，经过上肢伸侧的正中，到肩部经过锁骨窝部向下入胸部与心包络相联系后，在这里一支脉向下依次联络人体上中下各个部位的器官；另

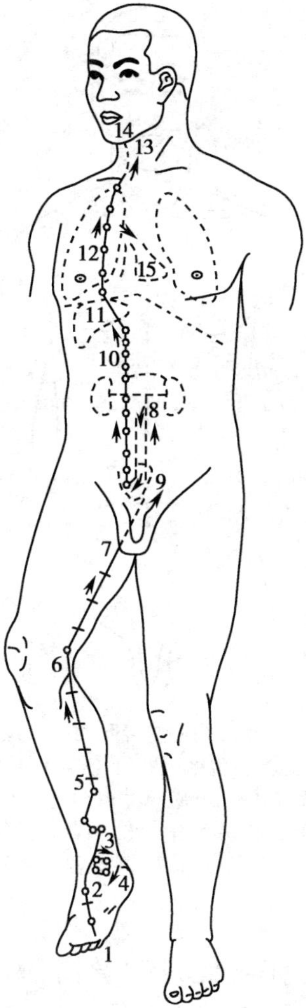

图 8　足少阴肾经脉循行示意图

1. 起于小指之端，斜走足心；2. 出然谷之下；3. 循内踝之后；4. 别入跟中；5. 以上踹（按：踹应作腨）内；6. 出腘内廉；7. 上股内后廉；8. 贯脊属肾；9. 络膀胱；10. 其直者从肾；11. 上贯肝膈；12. 入肺中；13. 循喉咙；14. 挟舌本；15. 其支者，从肺出，络心，注胸中

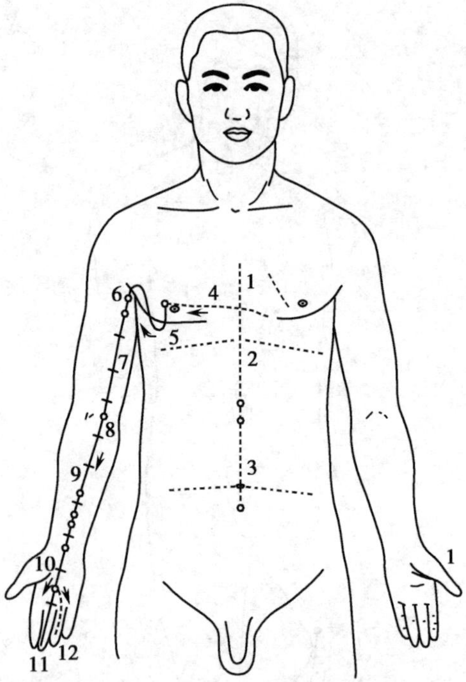

图 9 手厥阴心胞经脉循行示意图

1. 起于胸中，出属心胞络；2. 下膈；3. 历络三焦；4. 其支者，循胸；5. 出胁，下腋三寸；6. 上抵腋下；7. 循臑内行太阴少阴之间；8. 入肘中；9. 下臂行两筋之间；10. 入掌中；11. 循中指出其端；12. 其支者，别掌中，循小指次指出其端

外一支脉则向上走，经过锁骨窝部，沿着颈项直到人体的耳部，在耳的上角，向下绕行到眉部，止于眉毛外端丝竹空穴的部位；另外一支脉，沿着耳的前面至眼睛的外角，与足少阳经的经脉相衔接。（图 10）

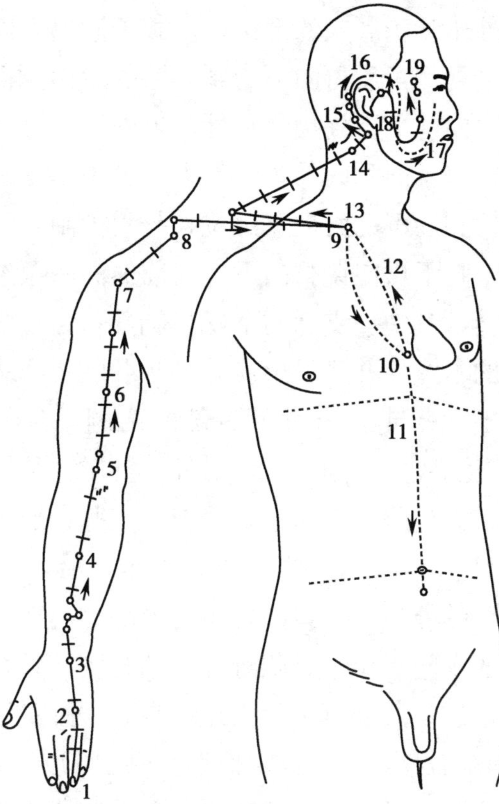

图 10　手少阳三焦经脉循行示意图

1. 起于小指次指之端；2. 上出两指之间；3. 循手表腕；4. 出臂外两骨之间；5. 上贯肘；6. 循臑外；7. 上肩；8. 而交出足少阳之后；9. 入缺盆；10. 布膻中，散络心包；11. 下膈，循属三焦；12. 其支者从膻中；13. 上出缺盆；14. 上项；15. 系耳后直上；16. 出耳上角；17. 以屈下颊至䪼；18. 其支者从耳后入耳中，出走耳前，过客主人前，交颊；19. 至目锐眦

11. 足少阳经　足少阳经是胆的经脉。这一条经脉起于眼睛外角瞳子髎穴的部位，从瞳子髎出来以后，一支脉向上走到额角后再向下走到耳朵的后面，再沿着颈部到肩上，向前下走到锁骨窝处；另外一支脉从耳后入耳内，再走出耳前到眼外角的后方；另外一支脉从眼外角向下走，到颌下的大迎穴部位，与手少阳经的经脉相会合，至眼眶下再向绕行向下，与前面的一条经脉在锁骨窝处相会，其中一支脉向下经过胸部，穿过膈膜，直接归到胆的本经，并且发出支脉来与肝脏相联络后然后再沿着胁下向下走，经过下腹部的两侧，在阴毛的部位，横着走到股关节的部位，另外一支脉，从锁骨窝处向下直走，经过胸部，胁下，与前一支脉在股关节处相合，两条经脉相合后，再一块向下走，沿着大腿的外侧，膝关节的外边，小腿的外边足外踝的前面，足四趾与足小趾的中间，止于足四趾外侧的窍阴穴；在这里另外一支脉，在足背处直走足大趾，在足大趾趾甲的下面有毛的地方与足厥阴经的经脉相合。(图 11)

12. 足厥阴经　足厥阴经是属于肝的经脉，这一条经脉起于人体下肢足大趾趾甲根部的大敦穴部位，从大敦穴开始走，沿着足背的内侧向上，经过小腿的内侧，膝关节的内缘，大腿的内侧，到阴毛的部位，再环绕外生殖器，至少腹部与足阳明胃经的经脉并行，直接上走到肝的本经，并且发出支脉与胆相联系，止于胁下期门穴的部位；另外一支脉再向上走，穿过膈膜，沿着喉咙的后面与眼睛相联系后，再从额部向上

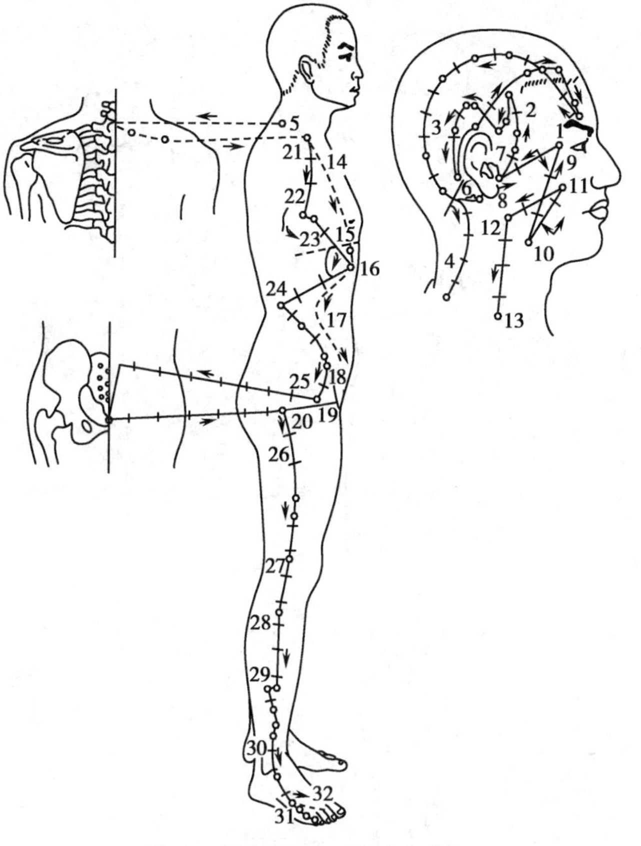

图 11　足少阳胆经脉循行示意图

1. 起于目锐眦；2. 上抵头角；3. 下耳后；4. 循颈行手少阳之前，至肩上却交出手少阳之后；5. 入缺盆；6. 其支者从耳后入耳中；7. 出走耳前；8. 至目锐眦后；9. 其支者别目锐眦；10. 下大迎；11. 合于手少阳抵于䪼；12. 下加颊车；13. 下颈合缺盆；14. 以下胸中贯膈；15. 络肝；16. 属胆；17. 循胁里；18. 出气街；19. 绕毛际；20. 横入髀厌中；21. 其直者从缺盆；22. 下腋；23. 循胸；24. 过季胁；25. 下合髀厌中；26. 以下循髀阳；27. 出膝外廉；28. 下外辅骨之前；29. 直下抵绝骨之端；30. 下出外踝之前，循足跗上；31. 入小指次指之间；32. 其支者别跗上入大指之间，循大指歧骨内出其端，还贯爪甲，出三毛

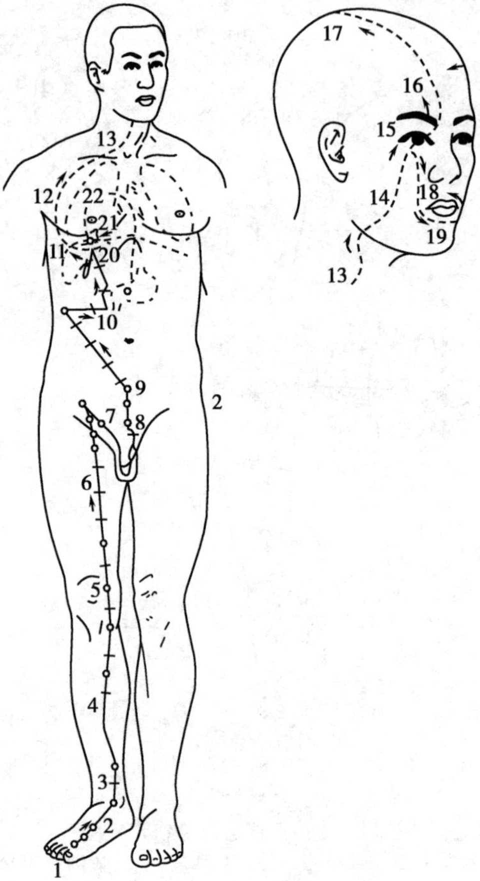

图 12　足厥阴肝经脉循行示意图

1. 起于大指丛毛之际；2. 上循足跗上廉；3. 去内踝一寸；4. 上踝八寸交出太阴之后；5. 上腘内廉；6. 循股阴；7. 入毛中；8. 过阴器；9. 抵小腹；10. 挟胃属肝络胆；11. 上贯膈；12. 布胁肋；13. 循喉咙之后；14. 上入颃颡；15. 连目系；16. 上出额；17. 与督脉会于巅；18. 其支者从目系下颊里；19. 环唇内；20. 其支者，复从肝；21. 别贯膈；22. 上注肺

与督脉会合于头顶的中央；另外在眼睛部位还分出一支脉向下经过颊部，环行于口唇部；另外一支脉经过膈膜，到肺的部位与手太阴经的经脉相衔接。（图 12）

（二）奇经八脉的循行途径

1. 督脉　督脉起于人体尾椎下长强穴的部位，从长强穴开始沿着脊柱的正中线向上走，在脑后凹陷中的风府穴处，进入脑内，直行的经脉直上头顶沿着额部正中线下行至鼻柱止于上唇内的龈交穴部位。（图 13）

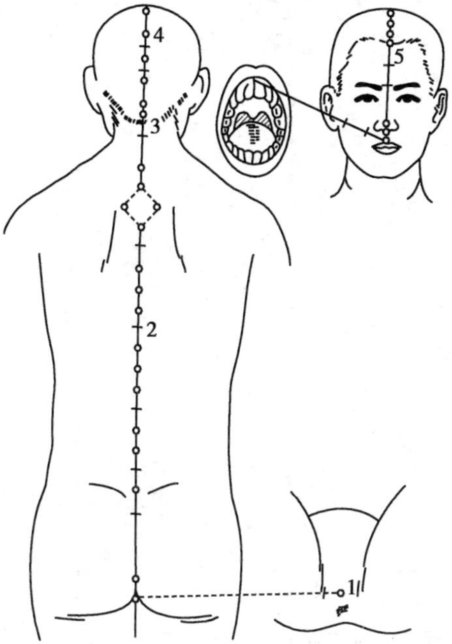

图 13　督脉

1. 起于下极之腧；2. 并于脊里；3. 上至风府，入脑；4. 上巅；5. 循额至鼻柱

2. 任脉　任脉起于人体前后阴之间会阴穴的部位，从会阴穴开始向前走，沿着人体腹部的正中线向上走，到颈部后，仍然沿着正中线向上走至颏下，止于下唇下方的承浆穴部位，深部的经脉，循着面部深入眼内。（图 14）

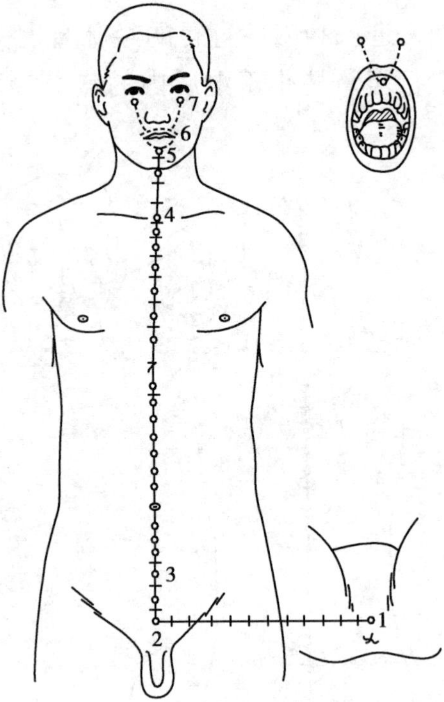

图 14　任脉

1. 起于中极之下；2. 以上毛际；3. 循腹里，上关元；4. 至咽喉；5. 上颐；6. 循面；7. 入目

3. 冲脉　冲脉起于人体下腹部的胞中，深部的经脉在体中循着脊柱上行；浮在浅表部分的经脉，沿着

腹部向上走，在咽喉部，与任脉相会；另外还分出支脉，绕络唇口。（图 15）

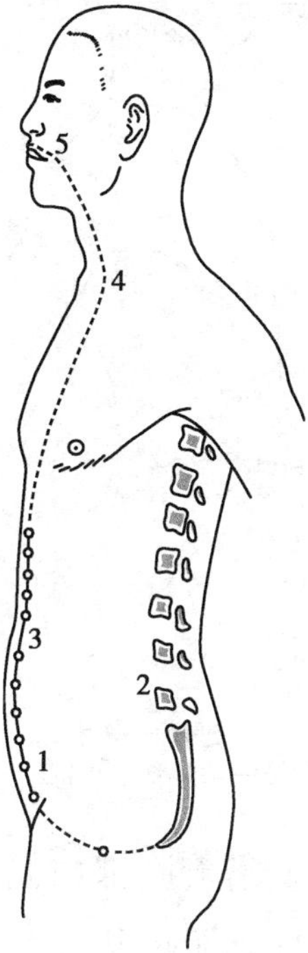

图 15　冲脉

1. 与任脉皆起于胞中；2. 上循脊里，为经络之海；3. 其浮于外者，循腹上行；4. 会于咽喉；5. 别而络唇口

4. 带脉　带脉起于胁下，止于胁下，像一根带子一样，环绕着人体腰腹部一周。（图 16）

5. 阴跷脉　阴跷脉是足少阴经所别出的一支脉，起于足内踝前下陷中，经内踝骨上部，直上沿着大腿

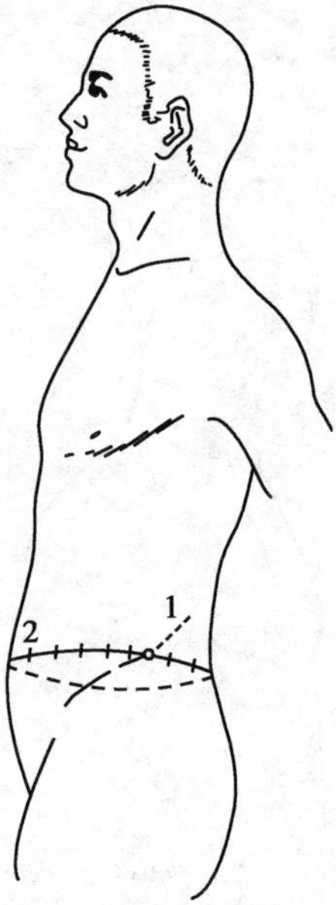

图 16　带脉

1. 起于季胁；2. 回身一周

内侧入小腹部，再上沿着胸部内侧上走至锁骨窝，再沿着颈部上走到颜面在眼内角处与足太阳经的经脉相合。（图 17）

6. 阳跷脉　阳跷脉起于足跟，沿着外踝向上走，沿着下肢的外侧，躯干的外侧，到颜面部再向后走，止于脑后的风池穴部位。（图 18）

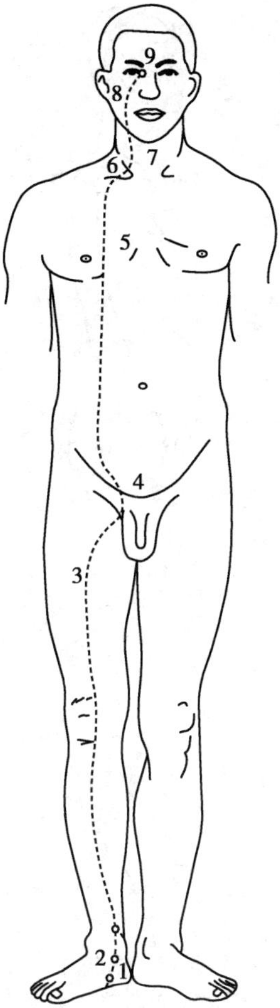

图 17　阴跷脉

1. 起于然骨之后；2. 上内踝之上；3. 直上循阴股；4. 入阴；5. 上循胸里；6. 入缺盆；7. 上出人迎之前；8. 入颧；9. 属目内眦，合于太阳

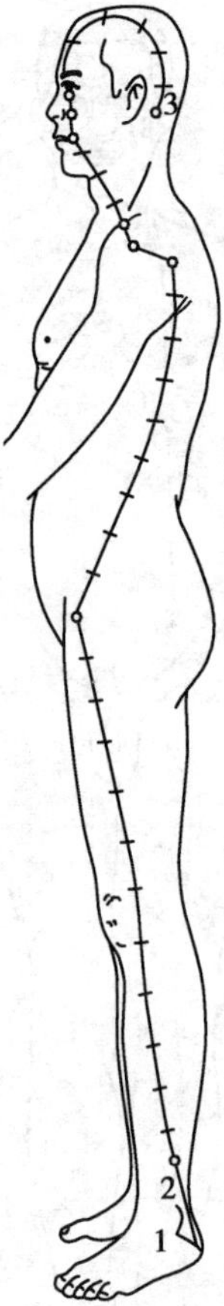

图 18　阳跷脉

1. 起于跟中；2. 循外踝上行；3. 入风池

7. 阴维脉　阴维起于人体小腿内侧三阴交穴位处，由此向上至腹部，胸部，斜行止于对侧的颈部。(图 19)

8. 阳维脉　阳维起于足外踝的下面，由此向上沿

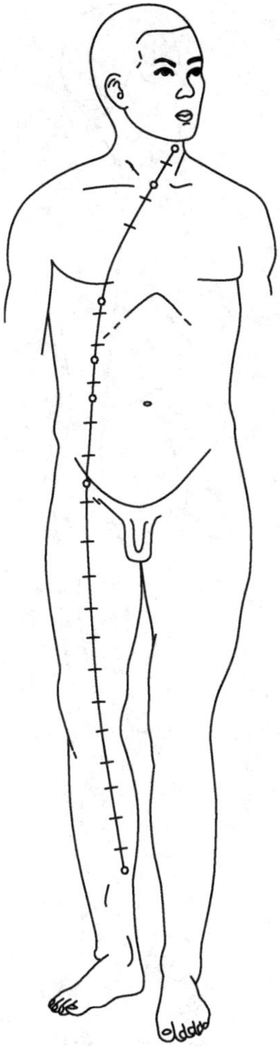

图 19　阴维脉
其脉起于诸阴之交

着小腿大腿的外侧，臀部的外侧，循着背部的外侧，向上至脑后，再由此向上向前止于额部。(图 20)

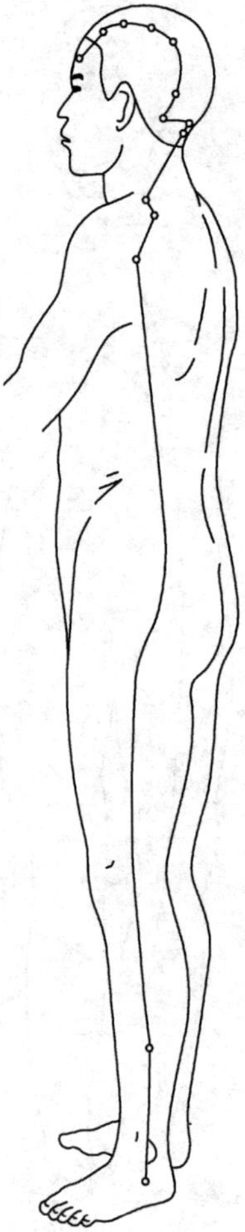

图 20　阳维脉
其脉起于诸阳之会

第五讲

精、气、神

精、气、神是人体正常生理活动的基础，也就是说，只有在精、气、神这三者正常协调作用之下，人体中的一切生理活动才能正常的进行。由于精、气、神是人体中一切生理活动的基础，所以道家把精、气、神这三者称为人体中的“三宝”，其重要可以想见。现在把精、气、神三者，分开来作下列简单介绍：

一、精

（一）精是什么

所谓“精”，也就是精华或精微的意思，人体中各种有形物质的精华和精微就是精。由于精是有形的物质，所以精在阴阳属性上属于阴。换句话说人体中阴的精华和精微就是精。比如说我们吃的饭、喝的水都是有形的物质，所以中医书上说水和谷都属于阴。吃的饭、喝的水在人体中经过变化后所成的更精微的营养物质，这便是精。由于精是在人体摄入的各种有形物质基础上变化出来的，所以我们说精就是人体中各种有形物质的精华和精微。由于精是人体中物质的精华和精微，所以精也是构成人体生命现象的最重要部分。中医书上说："人始生，先成精。"（《灵枢·经脉》）这也就是说没有精也便没有生命。为什么没有精便没有生命呢？这是因为在阴阳的一般变化规律中，阴为阳之基，没有阴便没有阳，没有物质便不会有变化的缘故。

（二）精的来源

人体中的精是从哪里来的呢？根据中医书上的记载，人体中的精，其来源有二：

1. 先天　人体中的精可以从先天得来，也就是说人在未出生前可以接受母体的精华来营养自己，并且还把它在肾中贮藏起来，以为出生以后生长发育的基础。

2. 后天　人在出生以后，除了在母体中得来的精，仍然藏在肾中，继续的供给人体生长发育利用以外，在后天的来源可以说完全是由于饮食的供给。饮食入胃以后，经过胃的消化作用把它变化，再经过小肠的化物作用，便成为精微的物质。经过脾的运输作用，这些精微的物质便可以分布到全身以供给人体生长发育以及生理活动上的一切需要。

由于人体中精的来源有先天和后天的两个途径，

因此人体中的肾和脾，中医认为也就是特别重要的器官。临床上对于生长发育障碍或者一切慢性疾病患者都特别重视脾肾的治疗和调理保护。为什么对于生长发育障碍和慢性疾病患者的治疗和调理如此重视脾肾呢？这就是因为阴为阳之基、气生于精，人体中一切作用和能力都是在精的基础之上产生。而精的来源在先天方面是依靠肾来接受和储藏，而后天方面是依靠脾来摄取和运化，肾来储藏的缘故。

（三）精的分类

人体中属于精一类的物质，根据中医书上的有关记载，从总的方面来说，一般大致可以分为三大类：一类是精液，一类是血液，一类是津液。现在分开来加以简单扼要的介绍：

1. 精液

（1）精液的来源：人体中的精液是人体中精的一类，因此精液的来源同精的总来源一样，一个来源是从先天母体中得来。从先天母体中得来的，中医书中叫做元阴、元精或天真；一个来源是从后天得来，这也就是人体中的精液可以由后天饮食水谷营养所变化。后天饮食水谷营养之精是可以补充先天元阴元精的。正因为后天饮食水谷营养之精可以补充先天的元阴元精，因此某些先天不足的病人，只要能够注意后天的饮食调养，也就可以弥补先天而正常生长发育。

（2）精液的储藏：人体中精液的储藏主要在肾，所以中医书上说肾藏精。肾气正常，精液的储藏也就正常，肾气不正常，精液的储藏也就不正常。由于精液的储藏主要在肾，所以我们在临床上遇见男子的遗精、滑精、早泄、不育等；妇女的久年带下、崩漏、经少、闭经等疾病，一般都要考虑肾虚而在治疗上要注意补肾。这也就是因为精液的储藏主要在肾的缘故。

(3) 精液的功能：精液的主要功能一方面是主生殖，人体有没有生殖能力，这是决定于精液的作用充足正常与否的。精液充足，作用正常的人便有生殖能力，能够生育，精液不充足，作用不正常，如像精薄、精少、精冷的人便常常没有生殖能力，不能够生育；另一方面是主发育，人体的发育正常与否也与精液的充足正常与否密切相关，精液充足，作用正常的人便生长发育得好，精液不足，作用不正常，便生长发育得不好，比如说一般缺乏丧失生殖能力的人，他的发育也多半是不好的，这也就是一个道理。

2. 血液

(1) 血液的来源：人体中的血液是人体中精的一类，因此血液的来源也同精的来源一样，一个来源是从先天母体中来的，另一个来源是从后天饮食营养变化出来的。中医书上说：“中焦受气取汁，变化而赤，是谓血。”(《灵枢·决气》) 又讲：“血者，水谷之精也，生化于脾”。中医书上所说的“中焦”、“脾”等名词，我们前面讲过包括人体的消化作用。水谷就是饮食，这些话都说明了中医认为人体血液的来源除了先天来源以外，主要是依靠后天饮食的供给和脾胃的运化作用而产生。

（2）血液的运行以及它与五脏间的关系：人体中血液的运行以及它和五脏间的关系，根据中医书上所讲的，一般大致可以归纳为下列三点：

1）如环无端：血液在人体中的运行，中医认为是一种循环状态，好像一个环一样，循环往来，周而复始，没有头也没有尾，不断地在人体中环行。

2）脉为血之府：血液的运行是在人体中脉管里面进行的，所以说脉为血之府。脉在人体中是彼此相贯如环无端的，所以血液在人体中才能够循环运行不已。由于脉为血之府，血液是在脉里面进行循环，所以脉与血的关系密切相关，血多脉就充实，血少脉就空虚，中医书上说："血实则脉实，血虚则脉虚。"（《素问·刺志论》）我们在临床诊断上能从脉的各方面表现看出病人的气血变化情况也就是这个原因。

3）心主血、肝藏血、脾统血，宣布于肺，施泄于肾：关于人体心、肝、脾三脏对于血液的作用，我们在前面藏象这一部分里面已经讲过了，这里就不再作重复，其他肺肾两脏对于血液的作用是这样：肺有使血液与天地阳气相联系的作用，所以说"宣布于肺"。肺为什么能使血液与天地间阳气相联系的作用呢？一方面是天气通于肺，肺本身就有通天气的作用；二方面是肺朝百脉，也就是人体的经脉都要在肺部来聚会，血是在经脉里面循环运行的，所以便能够通过经脉的循行在肺里与天气相通。肾有使血液里面的浊气和废料向外排泄的作用，所以说“施泄于肾”。肾为什么能使血液中的浊气和废料向外排泄呢？这是因为肾属下焦，我们前面讲过下焦主出，下焦如渎，人体中的各种物质在变化作用之后，浊气和废料都要通过肾的作用来排出去的缘故。

（3）血液的功能：血液的功能主要是周流循环，灌溉全身。人体不论是外面的皮肤毛发，内面的脏腑器官，都必须倚靠血液的循环灌溉才能维持正常的生理现象。血液运行障碍的地方就会发生疾病，血液循环灌注不到的地方，这个地方的活动就会停止，全身血液循环运行停止，这个人就一定死亡。由于血液是人体的精，是人体的精华物质，人体各个地方都要依靠它的循环灌溉来产生作用，所以血液也可以说人体生命的基础。所以中医临床上对于出血疾病极度重视，对于血虚的病人更是强调滋补，这些都是因为血液是人体活动基本物质的缘故。

3. 津液

（1）津液是什么？津液是人体正常生理现象下所保存在体内的液体。人体中一切正常生理活动中所需要的液体，都可以叫做津液。津液是有形的物质，所以在阴阳概念上津液是属于阴，不过在津液的本身又可以再分阴阳，津属于阳，液属于阴。所以在中医书上又有阳津阴液的说法。津和液都是人体正常生理现象下所保存在体内的液体，为什么又有阳津阴液的说法呢？这是因为中医认为津是动的，换句话说，津是在人体中正在被利用的液体，动为阳，所以说津属于阳；液是静的，换句话说液是保存在体内储以备用的液体，静为阴，所以说液属于阴。总的来说不论津和液都是人体生理上所必需的液体，因此中医在临床上对于病人也就特别注意对津液的保护和补充。任何可以使津液受到损伤的现象，比如呕吐、腹泻、多尿、多汗、多唾、多涎、多涕等等，中医认为都要加以特别注意，这也就是因为津液是人体生理活动中所必需的基本物质的缘故。

（2）津液的来源及运行：人体中的津液的来源如同血液的来源一样，一个来源是由先天母体中得来的，另一个来源也是由于后天饮食水谷所变化。饮食到了人体以后，在胃里经过消化作用便可以变成津液，然后再通过脾的运输作用和肺的治节作用便可运输分布到全身。津液在体内运行的变化过程中不断的分别清浊，清者到五脏，以供给人体正常生理活动的利用，浊者或者是津液之余便到膀胱变成小便排出体外。

（3）津液的功用：津液在人体中的功用，归纳中医书上所讲的大致可以归纳为下列几点：

1）熏肤、充身、泽毛：所谓熏肤就是熏润皮肤，充身就是充实身体，泽毛就是润泽毛发。人体表面皮肤毛发润泽，形体充实丰满，中医认为都与津液的充足有极其密切的关系。所以说津液可以熏肤、充身、泽毛。由于津液有熏肤、充身、泽毛的作用，所以我们在临床上看见患者有皮肤干燥，毛发枯萎，形体消瘦等现象的时候，我们便首先考虑到津液的问题也就是这个道理。

2）润脏腑、养肌肉：所谓润就是滋润，养就是营养。人体内部的脏腑和肌肉，中医认为也都是依靠津液来滋润和营养，所以说津液可以润脏腑、养肌肉。由于津液有润脏腑、养肌肉的作用，所以我们在临床上看见患者有脏腑干燥例如口渴、便干或肌肉瘦削等现象的时候，我们也必须考虑到津液的问题，也就是这个道理。我们上面讲津液可以充身，实际上也是因为津液有营养肌肉作用的缘故。

3）通脉络、利筋骨：人体的脉络通利流畅，筋骨活动正常自如，中医认为都与津液密切相关，我们前面讲过了。人体中的气血是通过人体的经络来运行，但这个运行正常与否又必须是要在有充足的津液条件下才能流畅通利的来进行，所以说津液可以通脉络；人体的筋骨活动是要在人体气血的作用下和津液的滋润下才能正常活动自如的，所以说津液可以利筋骨。中医书上说："津亦水谷所化……使气血得以周行通利而不滞者也，凡气血中不可无此，无此则槁涩不行矣。"（《读医随笔·气血精神论》）又说："液脱者，骨属屈伸不利，色夭。"（《灵枢·决气篇》）这些都明显的说明了津液有通脉络，利筋骨的作用。由于津液有通脉络，利筋骨的作用，因此我们在临床上看见患者有筋骨活动障碍等症状的时候，必须考虑到津液的问题。有些人在汗、吐、下过甚的情况下，常常会发生筋骨痉挛拘急的症状，这也就是因为出汗、呕吐、泻下过甚都可以损伤津液的缘故。

从以上所介绍的可以看出来，精液、血液、津液，总的来说都是人体中的精，都是人体生理活动中的基本物质，但这三者比较来说，精液又是血液与津液的精华，所以中医书上说:“精者合血与津液之精华，极清极厚而又极灵者也，是神之宅也。”（《读医随笔·气血精神论》）明显说明了精液是在血液与津液基础上变化出来的，因而精液也是人体生理活动中最可宝贵的物质。

二、气

（一）什么是气

中医书里面所说的“气”字，其含义很是广泛，但归纳起来，大致也不外两方面的含义，一方面的含义是所谓“气”，就是指气体的气，比如说中医书里面所说的天气、大气，疾病现象中的胀气、气喘等等，都是指的气体的气；另一方面所谓的“气”，则是指人体的各种作用，比如说，心的作用叫心气，肾的作用叫肾气，肺的作用叫肺气，作用旺盛紧张的现象叫做气盛或气实，作用衰退的现象叫做气弱或气虚，正常的生理作用叫做正气，外邪的作用叫做邪气等等。这些气字都是指人体或者自然界中的各种作用，中医书中所谓的气字，其含义大致就是如此。于此可见气是什么呢？不是指气体，就是指作用，很具体也很容易理解。

（二）气的来源

人体中的气从哪里来的呢？根据中医书上的所述，人体中的气，其来源有二：一个来源是从天气中的来，所谓天，我们前面讲过主要是指整个自然环境，因此所谓天气也就是指自然界中的气体，换句话说也就是指空气。天气从什么地方进入人体呢？中医书上说："天气通于肺。"（《素问·阴阳应象大论》）这也就是说人体依靠肺的作用来与天气相通；另一来源是从地气中得来，所谓地气也就是指水谷之气，水和谷都是在土地上生长出来的，所以水谷之气叫做地气。地气从什么地方进入人体呢？中医书上说："地气通于嗌。"（《素问·阴阳应象大论》）这也就是说，水谷是通过人的口和咽进入人体里面。人体中的气，它的来源主要就是这样两个，但这两个来源在人体中并不是孤立的，而是互相作用，也是互为因果，换句话说也就是天气与地气在相互作用的情况下，才能产生正常的生理活动，中医属上说："真气者，所受于天，与谷气并而充身也。"（《灵枢·刺节真邪》）真气就是正气，这句话如果加以语译，也就是天气与地气在相互作用才能产生正常生理作用的意思。

（三）气的分类

气是一个总的名称，人体中的气，由于它的作用不同或者它所分布的部位不同，因而它的名称也不同。

现在我们分别开来加以简单介绍：

1. 根据总的作用来区分

（1）荣气：所谓“荣”，就是荣养。气，我们前面讲过就是作用，因此所谓荣气也就是荣养作用的意思。荣养的物质是通过血液的运行到达全身的，所以中医书中把血又叫做荣或者叫做荣血，也叫做营或者叫营血，而血液运行当中所发生的荣养作用，就是荣气、营气。中医书上说：“精气之行于经者，为荣气。”（《灵枢·卫气》）又说：“营者，水谷之精气也，和调于五脏，洒陈于六腑，乃能入于脉也，故循脉上下，贯五脏络六腑也。”（《素问·痹论》）以上这些引证，都可以说明了所谓荣就是血，而所谓荣气也就是指血液的荣养作用。

（2）卫气：所谓“卫”，也就是保卫，“气”就是作用。因此所谓“卫气”也就是指人体保卫作用的意思。由于人体有卫气的关系，所以在平时人体能够保护自己，适应自然界中各种复杂的变化，不幸而被病邪侵入体内，由于有卫气的作用，也能够迅速起来与侵入的病邪作斗争来保卫自己。中医书上说：“卫气者，所以温分肉，充皮肤，肥腠理，司开阖者也……卫气和，则分肉解利，皮肤调柔，腠理致密矣……”（《灵枢·本脏》）又说：“卫者，水谷之悍气也，其气剽疾滑利……”（《素问·痹论》）所谓“温分肉，充皮肤，肥腠理，司开阖”等语，也就是指人体的保护作用，所谓“其气剽疾滑利……”，也就是人体抵抗作用，剽疾滑利也就是指人体在受到病邪侵犯以后，人体的卫气便能很勇猛的而且很迅速地来发挥保卫作用的意思。

2. 根据气的居留部位来区分

（1）宗气：气居留在上焦者，中医书中叫做宗气。我们前面讲过，人体膈以上的部位属于上焦，因此所谓宗气也就是指人体膈以上部位所聚积的气体或者膈以上器官的作用。宗字有根本的意思，换句话说宗气也就是人体根本之气。中医书上说："故宗气积于胸中，出于喉咙，以贯心脉而行呼吸焉。"（《灵枢·邪客》）又说："出于左乳下，其动应衣，脉宗气也……绝不至曰死，乳之下其动应衣，宗气泄也。"（《素问·平人气象论》）这些引证都说明了宗气的居留部位在人体胸部，所以人体胸部也叫气海，也说明了宗气是人体根本之气，宗气绝而不至于人就会死去，左乳下跳动而应衣，也表明了宗气有了问题。

（2）中气：气在中焦者，中医书里叫做中气。我们前面讲过人体膈以下脐以上的部位属于中焦。因此所谓中气也就是人体中焦之气，也可以说就是指人体中焦部位所属器官的作用。中气在人体中也是一种根本之气，所以一般精力充沛，体力旺盛的现象，我们便说这是中气很足的现象。为什么中气是人体根本之气呢？这是因为中焦的脾胃是人体后天的根本，脾胃在五行归类上属于土，土为万物之母，中气也就是土气的缘故。

（3）元气：气在下焦者，中医书里叫做元气。我们前面讲过人体脐以下的部位属于下焦，因此所谓元气也就是人体下焦之气，换句话说也就是指人体下焦所属主要器官的作用。元气中医书里又叫元阳之气或者元阴之气，元字同源，也就是根源的意思，元气是由于肾的作用而产生的，所以元气也可以说就是肾气。元气也是人体中的一种根本之气，所以一般体格壮实，抵抗力好，耐受力强的现象，我们说这是元气充足，人体体力上受了重大的损害，而表现不支的时候，我们常说这是损伤了元气。为什么元气也是人体中的根本之气呢？这是因为元气是肾气，肾是人体先天的根本，肾藏精，阴为阳之基，一切的气都要生于精的缘故。

总的来说，荣气（营气）与卫气是依照气的全身作用来分类的。宗气、中气、元气是依照气的部位和所属器官来分的。这三个都是人体根本之气，宗气是上焦根本之气，中气是中焦根本之气，元气是下焦根本之气，这三个气是互相作用，互为根本。

（四）气的功用

气的功用是很大的，人之所以能够生存就是因为有气的缘故。中医书上说："人之有生，全赖此气。"（《类经图翼·大宝论》）也就是这个意思。气在人体中究竟有哪些具体作用呢？归纳起来，大概不外下列两方面：一方面是气在人体中有动力的作用，人体中各个器官之所以能够发挥它自己的能力，是气在那里推动它进行的，所以说人之有生，全赖此气；另一方面是气在人体中有保护自己和适应外界的作用，这也就是我们前面所说的卫气的作用。由于气有这样大的作用，所以气在人体中的运行，同血的运行一样，也是全身内外，无微不至。中医书上说："其流溢之气，内溉脏腑，外濡腠理""熏肤、充身、泽毛，若雾露之溉，是谓气。"(《灵枢·决气》）这些话可以说明了气的运行，也说明了气在人体中的作用。

三、神

（一）什么是神

神是什么呢？简单地说，神就是人体各种生理活动正常进行所表现于外的象征。人体生理活动正常进行，人体外在的言语声音、动作举止、意识思维一切正常而有生气，这就叫做有神，反之，就是无神。一个人精力充沛，身体壮实，肤色红润，智慧很好，我们便说这个人有神，或者说这个人神气很好；如果这个人精神委顿，身体羸弱，肤色晦暗，脑力迟钝或者意识障碍，我们便说这个人失神，或者说这个人神色不好。于此可见所谓神是什么呢？就是指人体正常生理现象，它虽然抽象，但也很具体，也很容易理解与体会。

（二）神的来源

神是从什么地方来的呢？总的来说神是由阴阳变化而产生的。在人体来说，神是由于人体中有形的物质和人体中无形的功能相互作用所产生的，比如说，我们吃的饮食水谷，这是有形的物质，这是阴，我们体内运化水谷的作用，这便是阳，我们吃饱了，营养充足了，精神便很好，干起事来也有劲，精神好，干事有劲这便是神。这是我们吃的饮食和人体中运化水谷的功能相互作用的结果，换句话说也就是阴阳正常变化所产生的结果。由于神的来源是在阴阳变化作用基础之上产生的，所以中医书上说："两精相搏谓之神。"（《灵枢·本神》）又说："故神者，水谷之精气也。"（《灵枢·平人绝谷》）水谷之精说明了神的来源是在饮食营养基础之上产生的，两精指阴和阳，两精相搏也就是阴阳变化的意思。

（三）神的分类

由于神在人体中所有的表现各有特点，不尽相同，因此人体中的神，也可以依据其所属的脏器和它的阴阳属性把它分为下列五类，现在我们分开来加以简单介绍：

1. 神　这里所说的神是指狭义的神，换句话说也就是指人体的意识和各种复杂的思维活动。我们一般所说的"神而明之"，存乎其人的"神"字，便是指的这个神。

神是由心的作用来主持的，所以中医书上说："心藏神。"（《素问·宣明五气》）由于心藏神的关系，所以我们临床上看见病人有神智不清，意识障碍的时候，我们便要考虑心病，在治疗上也首先要考虑治心。

神在阴阳属性上属于阳。为什么神在阴阳属性上属于阳呢？一方面是因为神的作用是由心来主持，心在人体中是阳脏，所以神也属于阳；二方面是神智和意识在正常活动的时候它是具有动的倾向，阴静阳动，动的倾向在阴阳属性上属于阳，所以神在阴阳属性上也属于阳。

2. 魂　魂也是人体精神活动的一种。它与神所不同的地方是：神是指神智或意识的本身，而魂则是指人体精神上的控制或者抑制作用。人体在精神活动上能够控制或者抑制自己，这便叫安魂，也是人体的一种正常生理现象。如果人在精神活动上不能够控制或者抑制自己，这便叫不安魂，是一种病象。

魂是由肝的作用来主持的，所以中医书上说："肝藏魂。"(《素问·宣明五气》) 由于肝藏魂的关系，所以我们在临床上看见病人有不能控制或抑制自己的现象，例如失眠、易怒等等，我们便要考虑肝病，在治疗上也首先要考虑治肝。

魂在阴阳属性上也是属于阳。为什么魂在阴阳属性上也属于阳呢？这一方面是因为肝在人体中属于阴中之阳脏，所以魂也属于阳，另外一方面中医书上说："随神往来谓之魂。"(《灵枢·本神》) 也就是说魂虽然是由肝的作用来主持，但它直接受神的影响和作用，随神往来，神属阳，所以魂也属于阳。

3. 魄　魄也是人体精神活动的一种，魄是指人体精神上的振奋作用。人在精神上能够振作，作起事来果敢决断，一般人便叫做有魄力或者说有气魄，人在失意的时候，精神委顿不振，一般人便叫做落魄，也就是这个意思。

魄是由人体中肺的作用来主持的，所以中医书上说："肺藏魄。"（《素问·宣明五气》）由于肺藏魄的关系，所以我们在临床上看见病人有精神委顿，气魄不足的现象时，我们便要考虑肺病，尤其是肺气不足，在治疗上也首先要考虑培补肺气，这也就是因为肺藏魄的缘故。

魄在阴阳属性上属于阴。为什么魄属于阴呢？这是从间接原因上来说的，因为魄病多属气虚，而气是在精的基础之上产生的，精属阴，所以魄也属阴，中医书上说："并精而出入者，谓之魄。"（《灵枢·本神》）也就是这个意思。

4. 意　意也是人体精神活动的一种，意是指人的意念和记忆能力。中医书上说："心有所忆，谓之意。"（《灵枢·本神》）人在精神活动方面意念丰富，联想力强，记忆力好，这便是意的活动正常的表现。

意是由人体中脾的作用来主持的，所以中医书上说："脾藏意。"（《素问·宣明五气》）由于脾藏意的关系，所以我们在临床上看见病人有意念活动很差，联想力很弱，记忆力很坏等现象的时候，我们便要考虑脾病，在治疗上也要首先考虑治脾。为什么这些现象要考虑治脾呢？这就是因为脾藏意的缘故。

意在阴阳属性上属于阴。为什么意属于阴呢？这一方面因为脾在人体中属于阴脏，所以意也属于阴；

再方面是因为人的意念丰富与否，记忆能力的好与坏都与人体阴精充足与否有关的缘故。

5. 志　志也是人体精神活动的一种。中医书上说："意之所存，谓之志。"(《灵枢·本神》) 这也就是说志是一个人做事的目的，一个人做事有目的，这便是志的活动正常的表现。

志是由人体中肾的作用来主持的，所以中医书上说："肾藏志。"(《素问·宣明五气》) 由于肾藏志的关系，所以我们在临床上看见病人有失志的现象，比如说有些精神病人，他作了一件事，但他自己也不知道他究竟为什么要作这一件事，这一类情况，我们便要考虑肾病，在治疗上也首先要考虑治肾。为什么这些现象我们要考虑肾呢？这也就是因为肾藏志的缘故。

志在阴阳属性上属于阴。为什么志属于阴呢？这一方面是因为肾在人体中属于阴脏，所以志在阴阳属性上也属于阴，另外一方面是志的活动正常与否，也与人体中的阴精充足有关，中医书上说："肾藏精志也。"(《灵枢·九针论》) 也就是这个意思。

(四) 神的功用

神的功用主要可以分为两方面：一方面是神是人体中一切生理活动的最高主宰，人体对内对外一切细致复杂的变化，都是由神来主持。如果神的作用好，人体的健康也就好，如果神的作用不好，人体的健康也就不好，如果神失去了作用，人就不能生存下去，所以中医书上说："得神者昌，失神者亡。"(《素问·移精变气论》）另外一方面是：神是我们在临床诊断上的一个重要指标，比如说病情虽然很重，如果神气还好，我们说这个病的预后尚无大碍。反之，如果在疾病过程中神气不好，或者意识障碍，我们说这个病便极度严重。由于神是临床诊断上的一个重要指标，所以在中医的望诊中，一般都把望神这一项摆在首要地位，这也就是这个道理。由于神是人体一切生理活动的最高主宰，是人体生命活动的象征，所以神的作用，总的说来是由人体的心来主持。为什么神的作用由心来作总的主持呢？这就是因为心在人体中是君主之官的缘故。中医属上说："心者，君主之官，神明出焉。"（《素问·灵兰秘典论》）又说："心者，生之本，神之变也。"（《素问·六节藏象论》）这些都说明了心主神和神在人体中的重要作用。

四、精、气、神之间的关系

精、气、神之间的关系，是一个整体关系，它们之间是分不开的，一方面是因为气生于精，也就是说人体中的作用是在人体中所存的物质基础之上产生的，这也就是我们前面讲过的"阴为阳之基"，"无阴则阳无以生"。另外一方面是人体中精化于气，也就是说人体中所存在的物质，必须是在人体正常作用之下才能发生变化从而产生作用，这也就是我们前面讲过的"阳为阴之统"，"无阳则阴无以化"。至于神则是从精和气相互正常作用的基础上产生的，这也就是我们前面讲过的“两精相搏谓之神”。于此可见，人体中精、气、神三宝，根本是一个不可分开的整体，精不充足必然会影响到气会影响到神，气不正常也必然会影响到精，影响到神，反过来说，神要失常也必然会影响到精，影响到气。精、气、神三者之间的关系是血肉关系，它们之间是相互依存，相互作用，其中的任何一个发生了问题都可以影响到其他。

第六讲

病　　因

所谓病因也就是指疾病发生的原因。关于病因的认识方面，中医书里面记述很多，在《内经》里面对于病因总的来说是以阴阳邪正、外感内伤的概念来进行认识的。关于阴阳我们在前面讲得很多了，阴在人体中不是指衰退的现象，就是指有形的物质；阳在人体中不是指旺盛亢进紧张的现象，就是指无形的作用。所谓“邪”，一般来说就是指人体的各种致病原因，特别是指人体的各种致病外因。比如说因受风而致病的，这个致病的风，便叫风邪，因受湿而致病的，这个致病的湿就叫湿邪，因饮食原因致病的，这个使人致病的原因，便叫食邪或馨饪之邪等等；所谓“正”，一般来说就是指正气，正就是正常，气就是作用，正气也就是指人体正常生理作用的意思。至于“外感”，一般就是指人体感受外来的邪气致病。所谓“内伤”，一般就是指人体内伤致病。总的说来，《内经》里面对于病因的认识不外阴阳邪正、外感内伤。换句话说也就是《内经》认为人体致病的原因不是由于外邪的原因引起了人体有形的物质变化和无形的作用发生了障碍因而致病，那就是由于内伤的原因引起了人体正气失调，体内有形的物质缺乏不足或无形的作用衰退致病。《素问》说："夫邪之生也，或生于阴，或生于阳。其生于阳者，得之风雨寒暑。其生于阴者，得之饮食居处，阴阳喜怒。"（《素问·调经论》）《灵枢》说："真气者，所受于天，与谷气并而充身也。……邪气者，虚风之贼伤人也。"（《灵枢·刺节真邪》）这些都可以说明《内经》对于病因主要是以阴阳邪正、外感内伤来进行分类。

在张仲景的著作中对于病因的认识，仍然继承着《内经》的精神以客气邪风为人体致病的外因，以人体五脏元真为内因，例如他所说的："夫人禀五常，因风气而生长，风气虽能生万物，亦能害万物，如水能浮舟，亦能覆舟。若五脏元真通畅，人即安和，客气邪风，中人多死。"（《金匮要略·脏腑经络先后病脉证第一》）此外，还进一步提出了根据病邪的所在部位及转变情况以及房劳外伤等原因来对疾病原因进行分类。他认为病邪到了脏腑里面就属于内因。例如他说："一者经络受邪入脏腑，为内所因也。"（同上）病变主要表现在肌表四肢，这是由于外邪的直接侵犯，例如他所说的："二者四肢九窍，血脉相传壅塞不通，为外皮肤所中也。"（同上）除此以外，他认为则是房劳和外伤等原因致病，例如它所说的："三者房室金刃虫兽所伤。"

到了宋代陈无择，他又在前人认识病因的基础上提出了"三因"的说法，所谓"三因"就是外因、内因和不内外因三种致病的原因。陈氏认为六淫邪气外感致病的属于外因，五脏情志所伤致病的为内因。除外邪和情志以外，其他致病原因如房劳、饮食、外伤等等，就属于不内外因。

中医书里面对于病因认识方面的论述是很多的，但一般来说也就不出以上所述。至于临床上对于疾病原因的分析，一般基本上仍然是根据《内经》的精神以阴阳邪正，外感内伤的概念来对疾病的病因进行分析。三因的说法虽然很普通，但在临床上谈不内外因的并不多，因为不内外因中的许多致病因素都可以分别的列入外因或内因之内。为了论述清楚，我们这里所讲的病因也只分为外因和内因两大类。不内外因中的许多致病原因，我们把它分别归在外因或者内因里面来讲。

一、外　　因

所谓外因，也就是指人体的一切外来致病因素。疾病的外因，根据中医书里面的有关记述，一般大致可以归纳为下列几点：

1. 外感六淫　风、寒、暑、湿、燥、火在正常的情况下叫做六气，在异常的情况下便叫作六淫。人体在生活起居方面失调，因为感受了这种气候上的异常变化而发生了疾病，便叫做外感六淫。因为受了风而生病，叫外感风淫。因为受了寒而生病，叫外感寒淫。在夏天里因为受了暑热而生病，叫外感暑淫。因为下雨过多，或所居住的地方潮湿过甚，受了湿而生病，叫外感湿淫。因为久不下雨，或者所居住的地方过分干燥，受了燥而生病，叫作外感燥淫。因为天气太热，或者工作环境温度太高受了热而生病，叫外感火淫。总的来说，风、寒、暑、湿、燥、火六淫，都是指人体的气候环境。气候环境的异常变化，是人体最常见的疾病外因。

2. 时行疫疠之气　所谓“时”就是指时令。“行”就是流行。“疫”字同“役”，表示家家如此，好像服役一样。“疠”字同“厉”，表示很剧烈，很凶狠。“气”字就是作用。联系起来加以认识，所谓时行疫疠之气也就是说人体致病的外因，可以由于时令病在剧烈流行情况下传染发生。传染，古时叫做“染易”，或者叫做“传注”，金元以后便叫做“传染”，像疟疾、痢疾、痨瘵等等疾病，中医书上都认为可以由于传染引起。关于疟疾的传染方面，中医书上说：“疫疠一方，长幼相似。”（《医学入门·卷四·杂病分类》）痢疾的传染方面，中医书上说：“时疫作痢，一家一方之内，上下传染相似。”（《丹溪心法·痢九》）痨瘵的传染方面，中医书上说：“传尸，蛊瘵之症，父子兄弟，相互传染，甚者绝户。”（《医学入门》）这些例子都说明人体许多疾病都可以由于传染引起。使人受传染的病原那就是疫疠之气。至于疫疠之气的发生，主要可以由两种原因发生：一种是由于气候上的特殊变化，例如久旱、久雨等原因而产生疫疠之气；另一种是由于环境上大的变化以致环境卫生不好，例如由于战争，或者尸体处理不好，或者秽浊杂物未清除、堆积腐败等原因而产生了疫疠之气。由于疫疠之气的产生主要是由于气候环境和社会环境的特殊变化，所以古人说：“久旱久雨令人多病。”“大兵之后，必有凶年。”这些都是由于久旱久雨，大兵之后气候环境或者社会环境大的变化容易产生疫疠之气使人容易感受致病的缘故。

3. 饮食　饮食不节，纵情口腹，乱吃乱喝，常常可以由于损失脾胃的作用因而发生疾病。一般饮食吃的太多了便可以发生腹痛腹胀，嗳腐吞酸，呕吐腹泻等伤食症状；过食浓煎厚味，辛辣煎炒、酒类等等，便可以生湿，生热，发生痰多、生疮、便结、痔血等等湿热症状；吃不洁瓜果，生冷饮料，常常可以因此发生痢疾、腹痛腹泻等湿热或虚寒症状。其他如吃的酸的东西太多了，就会伤脾，苦味的东西吃多了，就会伤肺，甜味的东西吃太多了，就会伤肾，辛辣的东西吃太多了就会伤肝，咸味的东西吃太多了，就会伤心等等。人体的疾病由于饮食原因引起来的是很多的，一般人口头语：“病从口入。”中医书上说：“饮食自倍，肠胃乃伤。”（《素问·痹论》）又说：“安身之本，必资于食……不知食宜者，不足以言存生也。”（《备急千金要方·食治》）这些都说明了饮食不节是人体常见致病的原因，也就说明了中医对于饮食致病原因的高度重视。

4. 劳倦　所谓劳，就是劳动，倦就是疲倦，劳动过度而至于疲劳，便叫作劳倦，也可以叫作劳乏。正常的劳动可以使人体血脉和畅，对于健康是有利的，但过度劳动而至于劳倦，劳乏，那便对于健康有害可以因劳致病了。由于如此，所以劳倦也是一个人体致病的外因。劳字在中医书里还有一个过用的意思，人体劳动过度了，各个器官过用了，这个器官的作用就会受到损伤。比如说，站得太久了，就会使骨的作用受到损伤而不能继续站立下去；看东西太久了，它就会使眼的作用受到损伤而视力减退；房事过度了，性器官过用了，它就会发生阳痿、遗精。中医书上说：“久视伤血……久立伤骨，久行伤筋。”（《素问·宣明五气》）又说：“劳则气耗。”（《素问·举痛论》）这些都说明了人体中的器官过劳了就会发生疾病。

5. 毒物　毒物就是有毒的物质。有毒的物质可以使人中毒而发生疾病甚至于可以使人因中毒而死亡，所以毒物作用也是使人致病的一个原因。比如说，水银、砒石、毒菌、鸦片、瘴气等等，都是有毒的物质。如果吃了或者吸了这些有毒的物质，超过了一定程度，便常常会使人中毒致病，甚至中毒死亡。中医书上说：“石药发颠，芳草发狂。”（《素问·腹中论》）又说：“水银入人口及六畜皆死。”（《金匮要略·果食菜谷禁忌并治》）石药就是指金石类药物，芳草是指颜色鲜明，气味芬芳的植物。金石类药物和芬芳鲜明的植物，一般来说有毒的比较多。水银大家都知道是有毒的物质，这些都是药物，但也是毒物，如果用得不好，它便可以使人中毒致病致死。

6. 外伤　外伤包括一切的机械损伤，其中如金刃跌仆，虫兽伤害等等，统统都可以列入在外伤的范围。单纯的外伤，主要只是表现机械性的损害，例如在外伤后所表现的创伤肿痛，筋伤骨折等等，但外伤常常可以使外邪由创伤处进入体内而发生更严重的全身症状。比如说，在外伤后有的可以发生高热神昏，惊痫抽搐等等。至于虫兽伤害，那就更不是简单的机械伤害，如果伤害人体的虫兽，是毒虫、毒兽，在外伤以后，除了表面的损害外，更严重的那就是各种轻重深浅不同的中毒症状。人体疾病有很多都是由于金刃跌仆、虫兽伤害引起的，所以外伤也是一个常见的致病外因。

二、内　因

所谓内因，也就是人体发生疾病的内在原因。疾病的内因，根据中医书里面的有关记述，一般大致也可以归纳为下列几点：

（一）七情

所谓七情，就是指人的喜、怒、忧、思、悲、惊、恐等七种情志上的变化。

这七种情志上的变化，一般来说是人体对外界环境的一种自然表现，比如说有高兴的事就会喜，有伤心的事就会悲，有生气的事就会怒，有不如意的事就会忧，外界环境有重大的刺激就会惊，有害怕的事就会恐，需要研究考虑的事就要思。这些现象是必然的，也是人生不可避免的，如果在不过度的情况下，倒也不一定会发生疾病，但是如果过度了，长时期的这样，便会发生疾病。

1. 喜　喜就是高兴、欢喜。高兴、欢喜本是人体一种精神舒畅的表现，但是如果高兴、欢喜过度了，它便可以使人的心气受到损伤。为什么高兴、欢喜过度可以使人的心气受到损伤呢？这是因为心藏神，高兴、欢喜过度了，神气也就旺盛不藏了，所以说高兴、欢喜多了可以损伤人的心气，比如说，一个人在过度的高兴、欢喜的时候，便可以表现为坐立不安，失眠多梦，这些都是高兴、欢喜损伤了人的心气具体的表现。中医书上说："喜伤心。"（《素问·阴阳应象大论》）又说："喜乐者，神惮散而不藏。"（《灵枢·本神》）这些都说明了高兴、欢喜过度了可以损伤人体的心气。

2. 怒　怒就是发怒。发怒生气过度了，它可以使人肝气受到损伤，也可以使人肾气受到损伤。为什么人发怒可以使人的肝肾受到损伤呢？这一方面是因为肝喜伸展，以安静自如为正常，肾主闭藏，也以安静为正常。人在发怒的情况下，全身阳气都比较紧张，肝肾便失去了它应有的宁静，所以发怒过甚可以损伤肝肾，另一方面人的发怒是肝的作用，如发怒过甚了，肝本身就会因过度紧张而受到损伤，因为肝是肾之子，子病必然及母，所以也会损伤肾。由于发怒可以损伤肝，同时也可以损伤肾，所以一个人在发怒过甚的时候，常常会胸满胁痛，有时还会气得全身发抖，这些都是怒伤肝肾的缘故。中医书上说："怒伤肝。"（《素问·阴阳应象大论》）又说："肝病者，两胁下痛引少腹，令人善怒。"（《素问·脏气法时论》）又说："阳气者，大怒则形气绝，而血菀于上，使人薄厥。"王冰注："怒则伤肾，甚则气绝。"（《素问·生气通天论》）这些都说明了怒可以伤肝，同时也可以伤肾。

3. 忧　忧就是忧虑或者忧郁。人如果忧愁过度了，可以使人体的肺气受到损伤。为什么忧愁忧虑可以使人体的肺气受到损伤呢？这是因为肺主气，忧虑可以引起人体气受损伤的缘故。由于忧愁可以损伤人体的肺气，所以一般忧愁过度的人，往往在外观上是愁眉苦脸，精神不振，这些都是忧伤肺的具体表现。由于忧愁可以损伤人体的肺气，而肺为相傅之官，主治节，全身的治理和调节作用都是由肺来主持，所以由忧愁忧思而表现的临床症状，也就不仅单独在肺，可以在心，可以在脾，可以在肝，可以在肾。中医书上说："并于肝则忧。"（《素问·宣明五气》）又说："忧则心气乘之矣。"《素问·玉机真脏论》又说："忧则心系急。"《灵枢·口问》又说："脾忧愁而不解，则伤意。"

(《灵枢·本神》)这些都说明了忧愁不但可以伤肺而且可以伤心，可以伤脾，可以伤肝。不过忧愁在人体中主要还是伤肺，其他各脏的受伤，主要还是因为肺气受伤所引起结果。

4. 思　思就是思虑。人如果思虑过度了，可以使人体的脾气受到损伤。为什么思虑可以损伤人体的脾气呢？这是因为人体的思考能力，是由脾的作用来主持的，思虑过度了当然就可以影响脾。中医书上说："在脏为脾……在志为思，思伤脾。"(《素问·阴阳应象大论》)由于思伤脾的关系，所以一般思虑活动比较多的人，常常是食欲不佳，肌肉消瘦，这些都是思虑伤脾的缘故。思不但伤脾而且还能伤心、伤肝。为什么思还能伤心、伤肝呢？这是因为心为脾之母，肝为脾之主，子病可以及母，仆病可以及主的关系，中医书上说："思想无穷，所愿不得……发为筋痿。"(《素问·痿论》)又说："心怵惕思虑则伤神。"(《灵枢·本神》)这些都说明了思不但可以伤脾，而且可以伤肝、可以伤心。

5. 悲　悲就是悲哀。人如果悲哀过度了，可以使人肺气受到损伤。为什么悲哀过度了可以使人肺气受到损伤呢？这是因为人的悲哀哭泣作用，是由肺的作用来主持的，由于悲是肺的作用，悲哀过度了，必然就会影响本脏。中医书上说："在脏为肺……在声为哭。"(《素问·阴阳应象大论》)张隐菴注："肺志在悲，发声为哭。"(《黄帝内经素问集注·阴阳应象大论》)这说明了悲为肺之志，所以悲哀过度可以损伤人体的肺气。由于悲伤肺的关系，所以在悲哀哭泣的人，常常可以有咳嗽气喘。悲哀哭泣之后，常常表现精神委顿，全身无力，这些都是因为悲哀哭泣损伤了肺气的缘故。悲哀哭泣不但可以伤肺而且还可以伤心、可以伤肝。为什么悲还可以伤心、伤肝呢？这是因为心为肺之主，肝为肺之仆，主仆可以相互影响的缘故。中医书上说："心气虚则悲。"（《灵枢·本神》）又说："悲则心系急。"（《素问·举痛论》）又说："肝悲哀动中则伤魂。"（《灵枢·本神》）这些都是悲哀可以影响心和肝的例证。

6. 恐　恐就是恐惧。人如果恐惧过度了，就可以使人的肾气受到损伤。为什么恐惧过度了可以使人肾气受到损伤呢？这一方面是因为人的恐惧现象是由肾的作用来主持的。由于恐惧的表现是人体肾气来主持，所以恐惧过度了，必然也就会影响到本脏受伤。中医书上说："在脏为肾……在志为恐，恐伤肾。"（《素问·阴阳应象大论》）另外一方面是恐惧过度了可以使人体精气受伤，而精是由肾来藏的，所以恐惧过度了可以伤肾。中医书上说："恐惧而不解，则伤精，精伤骨酸痿厥，精时自下。"（《灵枢·本神》）由于恐伤肾的关系，所以在恐惧过度的人，常常可以表现小便失禁，全身发抖，这些都是恐惧过度损伤了肾气的缘故。恐惧过度不但可以损伤肾气，同时也可以损伤肝、心、脾、肺等其他脏器。中医书上说："恐则气下。"（《素问·举痛论》）说明了恐可以损伤肺气；又说："肝病者……善恐如人将捕之。”（《素问·脏气法时论》）说明了恐也可以伤肝气，又说：“恐惧者，神荡惮而不收。”（《灵枢·本神》）说明了恐也可以损伤心气，又说：“恐则脾气乘矣。”（《素问·玉机真脏论）说明了恐也可以影响脾气。

7. 惊　惊就是惊吓。人体如果惊吓过度了，可以使人肝气受到损伤，也可以使人的心气受到损伤。为什么惊吓过度可以使人肝气和心气受到损伤呢？这是因为心藏神，肝藏魂，神魂都以安为正常，而惊可以使神魂不安的缘故。中医书上说：“肝脉惊，暴有所惊骇。”“惊则心无所倚，神无所归。”（《素问·举痛论》）这些说法都是惊可伤心，惊可伤肝的意思。我们在平常受了惊吓以后，常常可以有心跳，筋惕的现象，这也就是因为惊吓伤了心气和肝气的缘故。

（二）体质、年龄、性别

在疾病发生的内因中，中医非常重视人体的体质、年龄、性别等各方面。所谓体质，也就是人身体的本质。在人体的本质方面，中医认为由于生活、疾病、禀赋各方面的原因，常常个人不同。有的人体质上偏于阳虚，也就是说这种人在生理作用上，抵抗疾病和适应自然环境的能力，比一般人来说要差一些。由于阳虚体质的人抵抗疾病和适应自然环境的能力比较一般人要差些，所以这种人也就容易发生疾病；有的人体质上偏于阴虚，也就是这种人体中有形的物质不及一般人那样充足，阴虚就会生热，因此这种人也就常常表现出一些内热和津液不足的现象，由于阴虚体质的人经常有一些内热和津液不足的现象，所以这种人也特别容易因受热的原因而发生疾病。

人的体质除了生活、疾病、禀赋等原因所造成的偏胜现象以外，在一般情况下，主要决定于人的年龄和性别。一般来说年纪大的人，体质上常常偏于阳虚。为什么年纪大的人在体质上比较偏于阳虚呢？这是因为年纪大的人生理功能已经衰退了，抵抗疾病和适应外界环境变化的能力已经减弱了，所以年纪大的人体质上比较偏于阳虚，这也是人体衰老了的必然现象；年纪轻的人尤其是小孩，体质上常常偏于阴虚，为什么年纪轻的人在体质上比较偏于阴虚呢？这一方面是因为年纪轻的人生理功能上一般都比较旺盛，因为生理功能比较旺盛，体内的有形物质也就相应的消耗得多一些，所以年纪轻的人，在体质上也就常常偏于阴虚；另方面年纪轻的人在精神活动或者体力活动方面一般都比年纪大的人多些，不管是精神活动或者是体力活动多了，中医认为都要伤精的，精，我们前面讲过了是属于阴，伤精也就是伤阴；换句话说也就是活动愈多，体内的有形物质消耗也就愈大，所以年纪轻的人，在体质上也就常常偏于阴虚。为什么小孩在体质上尤其常常偏于阴虚呢？这一方面也是因为小孩生长作用比较旺盛，体内有形的物质也就相应的消耗的多一些，所以小孩在体质上一般都多偏于阴虚；另外一方面是由于小孩生长发育都没有完全成熟，体内某些精华物质本来就藏的不够，同时由于小孩生活饮食方面的各种原因，体内某些精华物质也就不能像成人一样能够及时的得到补充，所以小孩在体质上也就常常偏于阴虚。除此以外，女性患者在体质上偏于阴虚，为什么女性在体质上也常常偏于阴虚呢？这是因为女性在生理上由月经、妊娠、生产等等特点，消耗很大，所以女性体质上也就因此常常偏于阴虚。由于人体的体质，在一般情况下主要决定于人的年龄、性别等原因，因此中医在临床上对病人的体质分析方面，也就比较重视病人的年龄、性别等条件。体质不同所发生疾病的性质也往往不同。阳虚体质的人往往发生寒证，中医临床上叫作“阳虚生寒”。阴虚体质的人往往发生热证，中医临床上叫作“阴虚生热”。小孩生病，比较成人容易发生抽风，中医临床上叫作“小儿阳常有余，阴常不足，肝木易动”。妇女生病，肝病比较男子多一些，中医临床上叫做“妇人血虚”，易致肝病。于此可见，人体的体质与疾病的发生，以及发生疾病以后的证候性质，都是密切相关的，而体质又是与年龄、性别等原因密切相关的，所以我们把体质、年龄、性别都放在一起，列为人体致病的内因。

（三）先天与后天

在人体疾病的发生原因当中，中医也非常重视人体的先天和后天因素。所谓“先天”，也就是指人体未出生以前的各种条件。所谓“后天”，也就是人体在出生以后的各种表现和生活条件。先天与后天，中医认为是密切相关的，先天可以影响后天，比如说，父母身体不好，所生的子女身体也往往不好，这种现象中医便说是先天不足，父母有病，所生的子女也往往会有病，这种疾病，中医便认为是得自先天，这些都说明了父母的健康可以影响子女，也就是说先天可以影响后天。不过中医认为先天对于人体健康的影响并不是绝对的，因为中医认为后天是可以影响先天的，而且在一定程度上可以这样说，人体的健康完全决定于后天。关于这方面明代张介宾先生对此有很精辟的见解，张氏说："人生于地，悬命于天，此人之制命于天也。栽者培之，倾者复之，此天之制命于人也，……以人之禀赋言，则先天强厚者多寿，先天薄弱者多夭，后天培养者，寿者更寿，后天斲削者，夭者更夭……若以人之作用言，则先天之强者不可恃，恃则并失其强矣，后天之弱者当知慎，慎则人能胜天矣，所谓慎者，慎情志可以保心神，慎寒暑可以保肺气，慎酒色可以保肝肾，慎劳倦饮食可以保脾胃……（《景岳全书·先天后天论》）。"在这段文字里，张氏首先提出了人虽然是受天的影响而产生，但天是可以由人来掌握的，所谓"……栽者培之，倾者复之，此天之制命于人……"。其次再提出了先天对后天的影响，先天强的人身体就健康些，寿命也就长一些，先天薄弱的人，身体健康就差一些，寿命也就要短一些，所谓"先天强厚者多寿，先天薄弱者多夭……"。其次再提出了后天对于先天的影响，先天强厚的人，如果再得到后天的培养，那就更好，所谓“后天培养者，寿者更寿。”先天不好的人，如果不知道保养，随意斲削身体，那也就更加速了身体健康的破坏，所谓“后天斲削者，夭者更夭”。最后张氏提出了先天虽然可以影响后天，但是对人体健康起决定作用的还是后天，先天强厚的人是不可恃的，如果后天不能保养，身体健康一样受到损害，所谓“先天之强者不可恃，恃则并失其强矣”，先天薄弱的人是不可怕的，先天薄弱的人只要在后天能够注意保养身体，也一样能够维持人体的健康，所谓“先天之弱者当知慎，慎则人能胜天矣……”张介宾先生的这一段话是很卓越的，把先天和后天的关系说得很清楚。人体先天不足，可以影响人体健康容易生病，后天失调也可以影响人体健康，容易生病，所以说人体的先天和后天原因也是一个人体主要的致病内因。

三、外因和内因之间的关系

人体发生疾病的原因，不是由于外因致病就是由于内因致病，但是中医认为外因和内因是密切相关的，是互为因果的。在一般情况下，外因往往决定于内因，换句话说，在一般情况之下，外因在内因的作用下才能发生疾病。如果人体不具备疾病发生的内因，纵然是有外因存在也不一定能够发生疾病。比如说生冷食物是一个人体致病的原因，有的人吃了生冷食物马上便会发生疾病，而有的人吃了生冷食物就不一定会发生疾病。为什么在同一条件之下而反应各不相同呢？这就是各人内因不同的缘故。外因和内因之间的关系，实际上也就是正气和邪气的关系。邪气盛了可以致病，正气虚了也可以致病，但在一般情况之下，正与邪之间往往是互为因果，互相作用。邪气盛往往是由于正气虚，正气虚所以邪气才能盛。中医书上说，"内外调和，邪不能害"(《素问·生气通天论》)，"邪之所凑，其气必虚"(《素问遗篇·刺法论》)，"正气存内，邪不可干"(《素问·评热病论》)。这些话说明了正气与邪气之间的关系，也说明了外因和内因之间的关系。

第七讲

病　机

所谓病机，就是人体疾病发生的机制，也就是人体在病因作用以后，体内的各种细致复杂的变化。人体在疾病作用以后体内所表现的各种细致复杂的变化，中医是高度重视的，所以病机学说也就成了中医学中极其重要的一部分，也可以说它就是我们临床上辨证施治的具体指标。中医书上说："审察病机，无失气宜，"又说："谨守病机，各司所属，有者求之，无者求之，盛者责之，虚者责之，必先五胜，疏其血气，令其调达，而致和平。"（《素问·至真要大论》）这些都说明了医生在临床上必须要谨慎的来分析病机，掌握病机。只有在了解了这个病的病机以后，才能做出正确的诊断和治疗。

病机这两个字，最早见于《黄帝内经》。《内经》里面讨论病机的文字很多，最有名的就是《素问·至真要大论》里面所记载的病机十九条。根据《内经》

病机十九条中所记述的内容以及其他各有关记载，临床上对于病机的分析，大致可以分为三个方面：一方面是用阴阳的概念，就人体在病因作用致病以后所表现的全身症状和体征，进行总的病机分析；另一方面是用五行的概念，就人体在病因作用致病以后所表现的全身症状和体征，联系藏象特点，进行病机分析；三方面是根据患者全身症状及体征特点，用风、寒、湿、燥、火、热等六种病名来对所有症状进行归类，并进行病机分析。现在我们分开来加以简单介绍：

一、用阴阳概念来分析病机

前面讲阴阳学说在医学上的应用的时候曾经讲过，人体在受了病因作用致病以后，所表现出来的各种症状和体征都可以用阴阳观念来加以作总的归类，所有的症状不是阳证便是阴证。由于人体在致病以后所有的症状都可以用阴阳概念来加以归类，因此也就可以用阴阳概念来分析人体各种症状的病机。现在我们分别用阴病和阳病来加以进行简单分析：

（一）阴病

所谓“阴病”，也就是指人体由于阴气失常所发生的疾病。阴字的含义，我们前面讲过，在人体中主要是指人体内的各种有形物质，因此所谓阴病，简单地说也就是指人体内的各种有形物质发生了疾病，阴病的病机，可以分为阴盛与阴虚而各有不同：

1. 阴盛　所谓阴盛，也就是说阴太多了，比如说人体中的水太多了、痰太多了、食物停积不行了、瘀血停滞了等等。从阴阳概念上来说，都可以叫做阴盛。阴太多了，这个阴在人体中便是废料，而且是致病的原因，所以阴盛了的阴，中医书中又叫做阴邪。

阴为什么会盛呢？阴盛的病机可以分为下列两方面：一方面是阴盛的原因是因为阴气自病，也就是说由于生活饮食各方面的原因，有形的物质纳入太多，比如说体中水多的原因是因为你饮水太多，食积的原因是你吃的太饱，所以体内阴盛；另外一方面的原因则是由于阳气不足，阳不化阴，也就是说人体的正常生理作用不够，不能够使体内有形的物质发生正常的变化，比如说刚才所说的例子，体内水多的原因，并不是由于水喝得多，而是由于水在体内根本不能变化，食积的原因，并不是吃得太饱而是饮食在体内根本不能运行，所以停留在体内而成为阴盛。这两种情况，虽然都是阴盛，但因为病机不同，所以治疗上也就根本不同了。前者很简单，太多了把它利去或者泻去就好了，而后者则必须要培补阳气，从根本上着手，性质上完全不同。

2. 阴虚　所谓阴虚，也就是说阴气不够了，比如说人体中的水太少了、津液不足了、血不足了等等。从阴阳概念上来说，这些现象都可以叫做阴虚。

阴为什么会虚呢？一般来说阴虚的病机可以有下列两方面：一方面是阴虚的原因可以是因为阴气自病，

也就是说，由于生活、饮食、疾病等各方面的原因，有形的物质纳入太少或者消耗太多，比如说，体内津液不够的原因是由于喝水太少了或者排出去太多了。血不足的原因是由于外伤或者疾病的原因失血太多了，所以体内阴虚；另外一方面的原因则是由于阳气太盛了，比如刚才所说的例子，体内津液不够的原因不是由于喝水太少了，而是由于体内发热，或者运动量增大，所以津液不够用而成为阴虚的情况。这两种情况，虽然都是阴虚，但因为病机不同，所以治疗上也就根本不同。前者很简单，津液不够，多喝点水就行了，血不足血止住了，不再出血了，血也就会慢慢恢复了，而后者则必须要清热泻火，制止亢阳，从根本上着手，性质上也完全不同。

（二）阳病

所谓“阳病”，也就是指人体由于阳气失常所发生的疾病。阳字的含义，我们前面讲过，在人体中主要是指体内的各种作用。因此所谓阳病，简单地说也就是指人体体内的各种作用出现障碍而发生的疾病。阳病的病机，也可以分为阳盛与阳虚而各有不同：

1. 阳盛　所谓“阳盛”，也就是阳太旺盛了。比如说：人体发热、烦躁、易怒或者神昏、谵语等等。从阴阳概念上来说，都可以叫做阳盛。阳太旺盛了，这个过分旺盛的阳便加重了人体的负担而成为一种病象。所以阳盛的阳，中医又叫做阳邪。

阳为什么会盛呢？阳盛的病机一般来说大致也可

以分为下列两方面：一方面是阳盛的原因是由于阳气自病，也就是说由于疾病、生活、饮食等各方面的原因作用之下，人体的阳气旺盛了，比如说人体发热、烦渴的原因，是因为伤风感冒，或者是饮食辛辣、酒类太多，所以人体内阳气旺盛；另外一方面则是由于人体内阴气不足，阴不济阳，水不济火，也就是说人体内有形的物质缺少或者是不够了，所以人体内的作用紧张起来了，比如刚才所说的例子，人体烦躁、口渴的原因，不是由于消耗太多了，而是由于喝水太少了，所以表现阳盛了。这两种情况虽然从现象上看都是阳盛，但是一个是实证，一个是虚证。因为病机不同，所以治疗上也就根本不同了。前者用药清热或者用药解除了之所以阳盛的原因，阳气就自然正常了，而后者则须用养阴清热的办法从根本上着手，性质上完全不同。

2. 阳虚　所谓“阳虚”，也就是说阳气不够了，比如人体中的作用衰退了，体温不够了，消化能力减低了等等。从阴阳概念上来说，这些现象都可以叫做阳虚。

阳为什么会虚呢？阳虚的病机一般来说大致也可以分为下列两方面：一方面是阳虚的原因是由于阳气自病，也就是说由于疾病、生活、饮食等各方面的原因，直接损伤了人体的阳气，所以阳气衰退了，比如说人体消化能力衰退的原因，是因为这个人经常饥饱不时，喜食生冷，所以人体阳气受伤而致阳虚；或者是由于在疾病治疗过程用攻下克伐阳气的药物太过，所以人体阳气受伤而发生阳虚；另外一方面则是由于阴气不够，阴不生阳，精不化气，也就是说人体内有形的物质缺少或者是不够了，所以人体内的各种作用也因为失去了物质的供给和补充而衰退下来了，比如说，一个人四肢无力，精神倦怠，发生的原因，并不是由于这个人阳气本身的问题，而是没有吃饱，饥饿太甚的缘故。这两种情况从现象上看，虽然都是属于阳虚，但是因为病机不同，所以治疗上也根本不同。前者便应该直接温补阳气，而后者则要阴阳兼补，或者补阴生阳，性质上完全不同。

总的来说，人体的阳病，可以由于阳自病，也可以由于阴病的影响，阳病也可以影响阴病；人体的阴病，可以由于阴自病，也可以由于阳病的影响，阴病也可以影响阳病。由于阴病阳病病机如此，所以对于阳病的治疗，可以治阳，也可以治阴；阴病的治疗上可以治阴，也可以治阳。如何鉴别运用呢？这主要就是要根据患者的原发和继发症状来分析它的发病机转，辨证施治。这是阴阳互根的道理，也是阴阳学说在临床上的具体应用。

二、用五行概念来分析病机

我们在讲五行学说在医学上的应用的时候也曾经讲过，人体内的各个器官，都可以用五行来加以归类。

它们之间的相互关系，也都可以用五行之间的各种关系来加以说明。由于如此，所以我们便完全可以用五行的概念来分析人体各个器官的发病机转。人体的器官都可以分别归入心、肝、脾、肺、肾五脏，所以我们也就以五脏为范围来分别分析它们的发病机转。

（一）心病

所谓心病，也就是说人体心这一个器官发生了疾病。在临床上如何知道心发生了疾病呢？这主要也要根据心在人体上所表现的各种特点。心的特点，我们前面藏象这一讲里面谈得很清楚了，患者在临床症状上，凡是具有这些特点的，我们便可以把这些症状定位在心。比如说患者在临床上有咳血、吐血或者神识不清等症状的时候，我们便可以认为这是心病。为什么出血或者神识障碍，我们便可以认为是心病呢？这就是因为心主血，心主神明的缘故。

心为什么会病呢？其发病机转如何呢？归纳起来心病的病机，一般大致可以分为下列两方面：

1. 心自病　所谓心自病，也就是说病因直接作用在心所发生的疾病。疾病一开始就表现出了心病的现象，比如说出血症状或者神识昏迷的现象是由于喜伤心或者邪入心包等原因直接引起，这些都属于心自病的范围，换句话说，所谓心自病，也就是疾病的原发在心。

2. 由于其他脏器疾病的影响　心病也可以由于人体中其他脏器疾病的影响而继发。人体中的五脏由于脏与脏之间都有密切的关系，不是相生，就是相克，在相生之中，不是生我，便是我生，在相克之中，不是克我，便是我克。由于如此，所以人体的肝、脾、肺、肾等器官，都与心有密切不可分割的关系。由于如此，所以人体肝、脾、肺、肾中任何一个器官发生疾病，都可以影响及心而表现出心的疾病。

（1）肝病及心：在五行之中，木可以生火，在人体中肝属于木，心属于火。因此人体中肝和心的关系是一种母子关系。我们前面讲过母病可以及子，因此肝有病可以表现在心，举例来说，我们在临床上看见有些人在忧郁、发怒之后，常常可以发生出血症状。有些人在发怒过甚，可以因生气而晕倒，从症状定位上来说，出血或晕倒都应该属于心。因为心主血，心主神明，但如果它是在发怒或忧郁以后才发生的，我们便不能说它是心自病，而应该说是肝病及心。因为怒可以伤肝，郁可以伤肝，症状表现虽然在心，但原发病却在肝。由于如此，所以心的症状如果是因为肝病而发生者，我们在临床治疗上，首先便要治肝，这也就是因为在病机上肝病及心的病，肝是本，心是标，治肝就是治本的缘故。

（2）脾病及心：在五行之中，火可以生土。在人体中脾属于土，心属于火，因此人体中脾和心的关系，也是一种母子关系。我们前面讲过子病也可以及母，因此脾有病也可以表现在心。举例来说，我们在临床上看到有些人在吐泻不止的时候，常常可以有四肢厥冷，脉微脉细或者无脉，或者神志昏迷等继发症状。从症状定位上来说，厥冷、无脉、神昏等症状都应该属于心。因为心主火、主热、主脉、主神明。但如果这些症状是在吐泻不止以后才发生的，我们便不能说是心自病，而应该说是脾病及心。因为脾主运化，吐泻不只是属于脾，症状虽然表现在心，但原发病却在脾。由于如此，所以心病的症状如果是由于脾病而发生者，我们在临床治疗上，首先便要治脾，这也就是因为在病机上，脾病及心的病，脾是本，心是标，治脾就是治本的缘故。

（3）肺病及心：在五行中，火可以克金，在人体中肺属于金，心属于火，因此人体中肺和心的关系，是一种主仆关系。我们前面讲过了，仆病可以及主，因此肺病也可以表现在心。举例来说，我们在临床上看见有些咳嗽、气喘、发热很重的病人，常常可以合并有神昏、谵语或者出血等继发症状。从症状定位上来说，神昏、谵语、出血都应该属于心，但是这些症状是在发热、咳嗽、气喘、鼻扇以后才发生的，所以我们便不能说是心自病，因为咳嗽、气喘、鼻扇等症状，都是属于肺病。症状虽然表现在心，但原发病却在肺。中医温病书上所说的温邪首先犯肺，逆转心包，也就是指这一种情况。由于肺病可以及心，所以心病的症状如果是由于肺病而发生者，我们在临床上首先便要治肺，这也就是因为在病机上，肺病及心的病，肺是本，心是标，治肺就是治本的缘故。

（4）肾病及心：在五行之中，水可以克火，在人体中肾属于水，心属于火，因此人体中肾和心的关系，也是一种主仆关系。我们前面讲过了，主病也可以及仆，因此肾病也可以表现在心。举例来说，我们在临床上看见有些小便不利、高度水肿的病人，在晚期常常可以合并有神昏、出血，甚至四肢厥冷等症状。从症状定位上来说，神昏、出血、肢厥，都应该属于心，但是这些症状是在小便不利，高度水肿的基础之上发生的，所以我们便不能说是心自病，因为小便不利，高度水肿都是属于肾病。症状虽然表现在心，但原发病却在肾。由于如此，所以心病的症状如果是由于肾病而发生者，我们在临床治疗上，首先便要治肾，这也就是因为在病机上，肾病及心的病，肾是本，心是标，治肾就是治本的缘故。

（二）肝病

所谓肝病，也就是说人体中肝脏发生了疾病。在临床上如何知道肝脏发生了疾病呢？这主要也要根据肝在人体上所表现的各种特点。肝的特点，我们前面藏象这一讲里面也讲得很清楚。患者在临床症状上凡是具有这些特点的，我们便可以把这些症状定位在肝，比如说，患者在临床上有胁下疼痛，或者痉挛拘急，或者容易发怒等等，我们便可以认为这是肝病。为什么这些症状我们便可以认为是肝病呢？这就是因为肝的部位是胁下，肝主筋，肝易动的缘故。

肝为什么会病呢？其发病机转如何呢？归纳起来，

肝病的病机，一般大致也可以分为下列两方面：

1. 肝自病　所谓肝自病，也就是说肝在病因直接作用下所发生的疾病。疾病一开始就表现出了肝病的症状和体征，比如说，胁下疼痛的症状是由于怒伤肝。单纯的由于发怒生气，抑郁等原因直接引起，这些都属于肝自病的范围。换句话说所谓肝自病，也就是指疾病的原发在肝。

2. 由于其他脏器疾病的影响　肝病也可以由于人体中其他脏器疾病的影响而继发，因为五脏生克制化的关系，所以人体中心、肺、脾、肾中任何一个器官发生疾病，都可以影响及心，表现出肝的疾病。

（1）心病及肝：心与肝的关系是一个母子的关系，子病可以及母，所以心病可以及肝，比如说，一个高热、神昏、谵语的病人，常常可以发生抽风，因高热神昏而继发抽风，这便是心病及肝的表现。

（2）脾病及肝：脾与肝的关系是一个主仆的关系，仆病可以及主，所以脾病可以及肝，比如说，我们吃饭太多了，消化不好，就可以引起烦躁不安，或者失眠。吐泻很重的病人，常常可以发生抽风。前者中医术语上叫做胃不和则卧不安，后者中医术语上叫做土败木贼，这些都是脾病及肝的表现。

（3）肺病及肝：肺与肝的关系也是一个主仆的关系，主病可以及仆，因此肺病可以及肝。比如说，一个气喘太甚的病人，也常常可以继发抽风，这就是肺病及肝的临床表现。

（4）肾病及肝：肾与肝的关系是一个母子关系，母病可以及子，所以肾病可以及肝。比如说，由肾虚遗精的病人，性情上往往就比较一般人容易激动，小便不利水肿的病人，在严重的情况，可以合并抽风，一般情况下也常常有头晕、目眩，这些都是肾病及肝的临床表现。

（三）脾病

所谓脾病，也就是说人体中脾脏发生了疾病。在临床上如何知道是脾脏发生了疾病呢？这主要也要根据脾在人体上所表现的各种特点，脾的特点我们在前面藏象这一讲的里面也讲得很多了。患者在临床表现上凡是具有这些特点的，我们便可以把这些症状定位在脾，比如说，患者在临床上腹痛、腹满、呕吐、腹泻，或者食欲减退，肌肉瘦削等等，我们便可以认为这是脾病。为什么这些症状我们可以认为这是脾病呢？这就是因为脾主运化，主肌肉的缘故。

脾病的病机，归纳起来，一般大致也可以分为下列两方面：

1. 脾自病　所谓脾自病，也就是说脾在病因直接作用下所发生的疾病。疾病一开始就表现了脾病的症状和体征，比如说，腹胀腹疼、食欲减退的症状是由于饮食不节或者思虑过度等原因直接引起，这些都属于脾自病的范围，换句话说，所谓脾自病，也就是指疾病的原发在脾。

2. 由于其他脏器疾病的影响　脾病也可以由于人

体中其他脏器疾病的影响而继发，因为五脏生克制化的关系，所以人体中心、肝、肺、肾中任何一个器官发生疾病，都可以影响及脾，表现出脾的疾病：

（1）心病及脾：心与脾的关系是母子关系，心是母，脾是子，母病可以及子，所以心病可以及脾，比如说，一个高热、神昏谵语的病人或者是四肢厥冷，脉微欲绝的病人，他们在临床上都可以表现呕吐、腹泻的症状，这便是心病及脾的表现。

（2）肝病及脾：肝与脾之间的关系是一个主仆的关系，肝是主，脾是仆，主病可以及仆，因此肝病可以及脾，比如说，我们在发怒生气以后，常常腹胀腹满，不思饮食，有的还可以表现呕吐腹泻。这样现象，中医术语上一般叫做木克土，或者叫做肝木侮土，实际上也就是肝病及脾的表现。

（3）肺病及脾：肺与脾之间的关系是一个母子关系，肺是子，脾是母，子病可以及母，因此肺病可以及脾。比如说，人在肺气不足的情况下，例如有些慢性咳喘的病人，常常可以表现食欲减退，肌肉消瘦，这些便是肺病及脾的表现。

（4）肾病及脾：肾与脾之间的关系是一个主仆的关系，肾是仆，脾是主，仆病可以及主，因此肾病可以及脾，比如说，人在小便不利水肿的情况下，常常可以表现恶心呕吐，食欲减退的现象。这种现象中医术语上叫做肾水反侮脾土，实际上也就是肾病及脾的表现。

（四）肺病

所谓肺病，也就是说人体中肺脏发生了疾病。在临床上如何知道是肺脏发生了疾病呢？这主要也是要根据肺在人体上所表现的各种特点。肺的特点我们在前面藏象这一讲的里面也讲得很多，患者在临床表现上凡是具有这些特点的，我们便可以把这些症状定位在肺，比如说，患者在临床上有咳嗽、气喘、声哑等症状时，我们便可以认为这是肺病。为什么这些症状我们可以认为这是肺病呢？这就是因为肺主气，肺主声的缘故。

肺为什么会发生疾病呢？肺病的病机，归纳起来一般大致也可以分为下列两方面：

1. 肺自病　所谓肺自病，也就是说肺在病因直接作用下所发生的疾病。疾病一开始就表现了肺病的症状和体征，比如说，咳嗽、气喘、声哑等症状是由于受风受寒等原因直接引起，这些都属于肺自病的范围，换句话说，所谓肺自病，也就是指疾病原发在肺。

2. 由于其他脏器疾病的影响　肺病也可以由于人体中其他脏器疾病的影响而继发。由于五脏之间都有生克制化的关系，所以人体中心、肝、脾、肾中任何一个器官发生疾病，都可以影响及肺，表现出肺的疾病。

（1）心病及肺：心与肺的关系是主仆关系，心是主，肺是仆，主病可以及仆，所以心病可以及肺。比如说，高热、神昏的病人，或者出血的病人，或者四肢厥冷，脉微欲绝的病人，常常可以出现气喘、咳嗽的症状，这便是心病及肺的表现。

（2）肝病及肺：肝与肺之间的关系，也是主仆关系，肝是仆，肺是主，仆病可以及主，所以肝病也可以及肺。比如说，抽搐的病人，在临床上常常可以表现出气促痰涌等症状，这就是肝病及肺的原因。

（3）脾病及肺：脾与肺的关系是母子关系，脾是母，肺是子，母病可以及子，因此脾病可以及肺。比如说，慢性脾胃病的人，或者剧烈吐泻的病人，在临床上常常可以表现出精神委顿，或者可以继发咳喘，这些都是脾病及肺的原因。

（4）肾病及肺：肾与肺的关系也是母子关系，肾是子，肺是母，子病可以及母，因此肾病可以及肺。比如说，小便不利，全身水肿的病人，晚期常常可以表现出咳嗽、气喘等症状，这就是肾病及肺的表现。

（五）肾病

所谓肾病，也就是说人体中肾脏发生了疾病。在临床上如何知道是肾脏发生了疾病呢？这也是要根据肾在藏象方面的各种特点。患者在临床症状表现上凡是具有这些特点的，我们便可以把这些症状定位在肾。比如说，患者在临床上有腰疼腰酸，遗精早泄，或者正常生长发育障碍等症状时，我们便可以认为这是肾病。为什么这些症状我们可以认为是肾病呢？这就是因为腰为肾之府，肾藏精，肾主生长发育的缘故。

肾病的病机，归纳起来一般也大致可以分为下列两方面：

1. 肾自病　所谓肾自病，也就是说肾在病因直接作用下所发生的疾病。疾病一开始就表现了肾病的症状和体征，例如说，腰疼背酸，遗精早泄等症状的发生，是由于房事过度等原因直接引起。这些都属于肾自病的范围，换句话说，所谓肾自病，也就是指疾病原发在肾。

2. 由于其他脏器疾病的影响　肾病也可以由于人体中其他脏器疾病的影响而继发。由于五脏之间都有生克制化的关系，所以人体中心、肝、脾、肾中任何一个器官发生疾病，都可以影响及肾，表现出肾的疾病。

（1）心病及肾：心与肾的关系是主仆关系，心是仆，肾是主，仆病可以及主，因此心病可以及肾。比如说，一个神志昏迷的病人，常常可以表现出小便失禁的现象，许多遗精的病人，往往都是因梦而遗，这些都是心病及肾的表现。

（2）肝病及肾：肝与肾的关系是母子关系，肝是子，肾是母，子病可以及母，因此肝病可以及肾。比如说，一个人在发怒生气激动的时候，常常可以表现为小便增多，抽风的病人常常有小便失禁或小便闭结，或失精滑精，这些也都是肝病及肾的表现。

（3）脾病及肾：脾与肾的关系是主仆关系，脾是主，肾是仆，主病可以及仆，因此脾病可以及肾，比如说，脾胃虚弱，营养障碍的病人，常常可以表现腰膝酸软的现象，或者生长发育不好的现象，这些也都是脾病及肾的表现。

（4）肺病及肾：肺与肾的关系是母子关系，肺是母，肾是子，母病可以及子，因此肺病可以及肾，比如说，肺气虚弱的病人，常常可以发生尿多或尿少。肺痨咳嗽咳血患者，常常可以发生腰疼腰酸，遗精滑精，或者尿血，这些都是肺病及肾的表现。

人体中五脏的病机，一般说来大致就是以上所说的这些。由此可见分析人体脏腑的病机，首先就是要根据患者临床所表现的症状，按照五行的特点及藏象的特点，把这些症状进行定位，看这些症状应该属于人体中哪一个器官的疾病。然后再根据五行之间的关系来加以分析，这个器官是自病呢，还是由于其他脏器的影响。如果这些症状是直接发生，或者找不出其他原发的症状，这便是属于自病。如果这些症状是继发，有原发症状可以分析，这些症状便是由于其他器官的影响所发生。如果属于自病，在治疗上主要是单纯的治这些症状的所属器官，比如说，心病治心，肺病治肺等等。如果这些症状是由于其他器官疾病的影响而发生，那么在治疗上主要是要治原发器官，对于表现症状的器官，只是附带处理，仅属治标。比如说，因小便不利而发生气喘的病人，在病机上这是肾病及肺，因此在治疗上，首先就是治肾，肾气正常了，小便通利了，原发疾病解决了，气喘也就自然平息了。

分析五脏病机，是病机分析中最重要的一部分，这是五行学说在医学上最具体的应用，也是我们在临床辨证施治上最主要的方面，因此我们必须要加以熟悉，并且要能够灵活的运用。

三、用六病概念来分析病机

所谓六病，就是风、寒、湿、热、燥、火等六种病证。风、寒、湿、热、燥、火这六个名称，含义很多，一方面可以用这六个名称来说明自然界中正常气候的变化，这就是我们前面说过的六气；另一方面也可以用这六个名称来说明自然界中异常的气候变化，这也就是我们前面说过的六淫；再方面就是可以用它来说明和归类人体各种疾病症状，这也就是《内经》病机十九条中所提出的六种病证。根据《内经》病机十九条中的记述，这六种病证是各有特点的。所以我们在临床上也就可以根据这些特点来对临床上所见的一切症状进行病机分析。由于这六种疾病中的火病与热病基本上可以列为一类，所以我们在这里把它归纳为风病、寒病、湿病、燥病、火热病五类来进行分析：

（一）风病

1. 风病是什么　所谓风病，也就是具有风的特点的疾病。根据中医书上的相关记述，风的特点一般大致可以归纳为下列两方面：一方面是风善行而数变，所谓善行，就是指容易流动。数变是指变化很快很急而且来去不定。大家都知道，自然界中的风是变化很快的，一会儿又吹来了，一会儿又停止了，刮起风来的时候，可以风砂蔽天，紧张异常，但一阵风过去了，马上又可以天朗气清，风平浪静。因为善行数变是风的特点，所以善行数变，到处窜动游走，来去不定的疾病，也就叫做风病。比如说，来去不定的头痛，中医书上叫头风。游走性的关节酸痛，中医书上叫风湿。小孩阵发性的痉挛抽搐，中医书上叫惊风，或者叫抽风。老人的卒然昏倒眩仆，中医书上叫中风等等。为什么这些疾病都叫做风呢？这就是因为这些疾病在症状表现上有的是窜动游走，痛无定处，有的是阵阵发作，有的是卒然发生，他们都具有风的特点的缘故；另一方面是，凡是具有肝病特点的疾病，临床上也都可以叫做风病。比如说，半身不遂，中医书上叫做偏枯，也叫做偏风。癫痫发作，中医书上叫做风痫。眩运欲倒，中医书上叫做风眩、偏枯、癫痫、眩运等疾病，在五脏定位上都属于肝病。为什么也可以叫做风呢？这是因为天上的风，人体中的肝，在五行归类上都属于木的缘故。由此可见，中医所谓的风病是什么呢？根据上述，很清楚的可以看出来，中医临床上一般所谓的风病，一方面是指发作很急，来去不定的疾病，另方面所谓风病也就是我们前面所说的肝病。

2. 风病的病机　风病是怎样发生的呢？根据中医书中相关论述，风病的病机，一般大致可以归纳为下列两方面：

（1）因热生风：所谓因热生风，也就是说人体风病的发生，可以因为人体中热气太甚了而引起。所谓热，简单地说也就是指人体在受病因作用下而产生的紧张亢进现象。人体在病因作用以后，体内活动紧张亢进了，就会发生风病的现象。这种现象中医一般叫做热甚则风生，或者叫做热极生风。举例来说，发热的病人，热得太高了的时候，一般往往就要发生抽风；气候环境太热了，人体就会发生眩晕或者昏倒；精血虚损，体内阴不济阳，水不济火，就会发生虚热，热太甚了，也就会发生中风。这些例子，都是因热生风的表现，也说明了风病可以由于热气太甚了而引起。

（2）因寒生风：所谓因寒生风，也就是人体风病的发生，可以因为人体中寒气太甚了而引起。所谓寒，简单地说，也就是人体在病因作用下而产生的衰弱或衰竭现象。人体在病因作用以后，体内活动能力衰弱或衰竭了，在临床上也会发生风病的现象，这种现象中医一般叫做风因寒动，或者叫做土败木贼。举例来说，脾胃虚寒，吐泻肢厥的病人，在临床上往往就可以发生痉挛拘急。气候环境太冷了，保温不好，人的肢体就会发生僵木状态。老年人阳气衰退，肢体活动就会失去了正常的灵活。这些例子，都是因寒生风的表现，也说明的风病可以由于寒气太甚了而引起。

3. 风病的治疗　风病的治疗，一般可以分为治标和治本两方面。在治标的方面，由于风病本身是一个紧张亢进的现象，所以治标方面一般以定风、熄风为主要的治疗方法。所谓定风、熄风，也就是直接使用药物或者用其他方法，使人体紧张亢进的现象能够暂时安静或缓解的意思。因为这种方法只能是风的现象得到暂时的缓解或安静，并不能真正的使风的现象得到根本的平熄，所以叫做治标。在治本的方面，由于风病的病机有因热因寒不同，所以在治疗的方法上，也是因寒因热各有不同。风病的发生是因热而发生者，治疗上以泻火清热为主要的治疗方法，属于虚热者，以养阴清热为主要治疗方法，风病的发生是因寒而发生者，治疗上以温中散寒为主要的治疗方法。因为这种方法能够使风的现象得到根本的平熄，所以叫做治本。在治本的方面，由于风病的病机不同，所以治疗方法上也就不同。

（二）寒病

1. 寒病是什么　所谓寒病，也就是具有寒的特点的疾病。根据中医书上的相关记述，寒的特点一般大致可以归纳为下列两方面：一方面是寒性凝泣，所谓凝泣，也就是凝涩不通，或者是凝结不动的意思。大家都知道，自然界气候太寒冷了，许多东西都会因寒冷太甚而凝涩不通或者凝固不动。比如说，天气太寒冷了，水可以凝结成冰，土地也可以凝固。因为凝泣是寒的特点，所以凝泣不通，或者凝而不动的疾病，也就叫做寒病。比如说，关节疼痛，疼痛部位固定不移，中医书上便不叫风湿而叫寒湿。因而脉凝泣不行而引起的少腹剧烈疼痛，中医书上叫寒痛，或者叫寒疝等等。为什么这些疾病都叫做寒呢？这就是因为这些疾病在症状表现上有的是疼痛部位固定不移，有的是因为血脉凝泣不行而引起疼痛，它们都具有寒的特点的缘故。另外一方面寒就是寒冷，中医书上说：“澄澈清冷，皆属于寒。”（《素问·至真要大论》）所谓“澄澈清冷”，也就是指阳气不够，通俗的说也就是指人体中作用衰弱或者衰竭。因为澄澈清冷是寒的特点，所以凡属人体中作用衰退或衰竭的疾病，临床上也就可以叫做寒病。比如说，呕吐腹泻、下利清谷，中医书上叫脾寒或者胃寒。四肢厥冷，脉微欲绝，中医书上叫心寒。阴冷、精冷，中医书上叫肾寒等等。为什么这些症状都叫做寒呢？这就是因为这些症状都是人体作用衰退或衰竭的表现，它们都具有寒冷的特点的缘故。于此可见，中医所谓的寒病是什么呢？根据上述，也很清楚的可以看得出来，中医临床上一般所谓的寒病，一方面是指因凝泣不通，凝固不动而引起的各种疾病，更主要的则是泛指人体在病因作用下而表现出来的各种衰弱或衰竭症状。

2. 寒病的病机　人体的寒病是怎样发生的呢？根据中医书中相关论述，寒病的病机，一般大致可以归纳为下列两方面：

（1）因寒生寒：所谓因寒生寒，也就是说人体寒病症状的发生是由于人体中寒气太甚而引起。举例来说，一个久病的患者，由于长期疾病的结果他本来的作用是衰退了，因为他的作用确实是衰退了，积损为颓逐步加重而表现了下利清谷，肢厥身冷等疾病症状的时候，这种现象便是因寒生寒。因寒而生的寒，这个寒又叫做真寒。由真寒而引起的身冷肢厥等衰竭症状，中医书上叫做寒厥，或者叫做阴厥。所谓寒厥或阴厥，也就是说这种厥冷的发生是由于真正的寒证而引起。

(2) 因热生寒：所谓因热生寒，也就是说人体寒病症状的发生，是由于人体热毒太甚而引起。举例来说，一个发高热的病人，常常可以在高热的过程中出现四肢厥冷，脉微欲绝，甚至无脉的寒病症状。痢疾的病人尤其是噤口痢的病人，往往一开始就可以表现出身冷肢凉，脉搏不出的寒病症状。这种现象便是因热生寒，也就是说这种现象的发生，它完全是由于人体在病因作用以后体中热邪太甚而引起，并不是这个病人身体本来就是如何衰弱。因热而生的寒，这个寒又叫做假寒，由热邪太甚而引起的身冷肢厥等衰竭症状，中医书上又叫做热厥，或者叫做阳厥，所谓热厥或阳厥，也就是说这种厥冷症状的发生，它完全是由于热证或阳证所引起。

3. 寒病的治疗　寒病的治疗，一般也可以分为治标和治本两方面。在治标的方面，由于寒病本身就是一个衰弱和衰竭的现象，所以在临床上不管是什么原因引起的寒病症状，在治疗上都要考虑温法，也就是说只要患者已经出现了衰弱或衰竭症状的时候，就要考虑抢救衰弱和衰竭。但是衰弱和衰竭的发生原因是不一样的，所以治疗衰弱和衰竭也只能稳定患者于一时，并不一定能够真正解除致成衰弱和衰竭的原因，所以温法对某些寒病症状，尤其是假寒的症状，只能算是治标。在治本的方面，由于寒病的病机有因寒因热的不同，所以在治疗方法上也是因寒因热而各有所不同。寒病的发生系因寒而生者，治疗上以温中补虚为主要治疗方法。寒病的发生系因热而生者，治疗上以清热解毒，或者攻下使热邪有出路为主要的治疗方法。这种治疗方法是针对寒病发生的原因来做治疗，所以叫做治本。同一寒病，由于它的病机不同，所以在治疗方法上也完全不同，如果寒以热治，热以寒治，差之毫厘，失之千里。

（三）湿病

1. 湿病是什么　所谓湿病，也就是指湿邪停留在人体中的疾病。所谓湿，根据中医书上的相关记述，一般大致是指人体在病因作用下潴留在体内的病理液性物质。人体中的水，在正常情况下，中医叫做津液。水太多了，但排泄作用很好，这个多余的水叫做津液之余，水太多了而排泄作用不好，不能把这些多余的水排出体外而潴留在人体之中，这种潴留在人体中的水，中医就叫做湿，或者叫痰，或者叫饮，或者叫阴邪。这种疾病也就叫做湿病，或者叫痰饮。比如说，水潴留在腹中，中医书上叫做痰饮；水潴留在肌肤，全身水肿，中医书上叫做溢饮；水潴留在胸胁，咳唾引痛，中医书上叫悬饮；水潴留在肺，咳嗽气喘痰多，中医书上叫支饮。这些都可以属于湿病的范围。于此可见所谓湿病，也就是在病因作用之下人体中有积水、积液的疾病。《内经》说:“诸湿肿满。”为什么各种湿病都有肿满呢?这就是因为凡属湿病，都有轻重程度不同的积水或积液的缘故。

2. 湿病的病机　人体的湿病是怎样发生的呢?根据中医书中相关论述，湿病的病机，一般大致可以归纳为下列两方面:

(1) 因寒生湿：所谓因寒生湿，也就是说人体中湿邪的产生是由于人体中的寒气太甚而引起。换句话说也就是人体中积水积液的原因可以由于人体作用衰退或衰竭，不能正常运化排泄体内的水分而发生。举例来说，肺寒的病人，它可以表现为痰多，痰多就是湿；脾寒的病人，他可以表现为腹胀、腹满、水泻，这个腹胀、腹满、水泻也就是湿；肾寒的病人，他可以表现为小便不利，腰重身肿，这个小便不利，腰重身肿也就是湿。这些例子都可以说明了人体湿邪的产生，可以由于人体中的寒气太甚而引起。因为人体中寒气太甚而产生了湿邪。中医书里一般称为寒湿又叫阳不化阴。所以湿邪又可以叫做阴邪，也可以叫做火不化水，所以湿邪又可以叫做水邪。

(2) 因热生湿：所谓因热生湿，也就是说人体中湿邪的产生是由于人体中的热气太甚而引起。换句话说也就是人体中积水、积液的原因可以由于人体在病因作用下紧张亢进而发生。举例来说，皮肤生疮的病人，如果这个疮红、热、肿、痛到了极度，它就会渗出黄水，或者慢慢化脓，这个渗出的黄水或者所化的脓汁也就是湿；肺热的病人可以咳唾脓血、脓痰，这个脓血、脓痰也就是湿；脾热的病人可以下痢脓血，这个下痢脓血也就是湿；肾热的病人可以尿频、尿疼、尿液浑浊，这个尿频、尿疼、尿液浑浊也就是湿。这些例子都可以说明人体湿邪的产生，可以由于人体中的热气太甚而引起，因为人体中热气太甚而产生了湿邪。中医书里一般又称为湿热。

3. 湿病的治疗　湿病的治疗，一般也可以分为治标和治本两方面：在治标的方面，由于湿病本身是水饮停聚，所以不管是什么原因所引起来的湿，都要把它排出去。因为已经生成了的湿，不把它排出去是不行的。除湿的方法很多，临床所见湿邪所停聚的部位而各有不同，湿停肌表者可以用发汗的办法来排除，停聚在体内者，可以用利小便的办法来排除，湿邪太甚，迫切需要排除者，可以用泻水的办法来排除。但总的来说，排除湿邪一般仍以利小便为主，所以利湿在治标的各种办法中又是重点之重点，也是一般除湿最常用的办法。在治本的方面，由于湿病的病机有因寒因热的不同，所以在治疗方法上也是因寒因热而各有不同。湿病的发生是因于寒者，以温中利湿为主要的治疗方法；湿病的发生是因于热者，以清热利湿为主要的治疗方法。病机不同，所以治疗原则上也完全不同。

（四）燥病

1. 燥病是什么　所谓燥，就是干燥。因此所谓燥病，也就是人体器官表现干燥的疾病。人体在正常生理状态下，津液充足，由于津液有滋润皮肤肌肉脏腑的作用，所以人体就不会产生干燥的现象。在病理状态下，津液受到了损伤，人体的器官也就因津液受伤而滋润不足，所以就会表现出干燥。比如说，口干舌燥，鼻燥，目燥，大便干燥，皮肤干燥等等，这些都可以属于燥病的范围。于此可见，中医所谓燥病是什么呢？从上述中，很清楚的可以看出来，所谓燥病也就是因为津液不足而表现干燥现象的一种疾病。

2. 燥病的病机　燥病的发生，从现象上来说，主要就是由于津液不足，器官失去了正常的滋润而发生。但是津液不足的原因是多方面的，因此燥病的病机一般也可以归纳为下列两方面：

（1）因热生燥：所谓因热生燥，也就是说人体表现干燥的原因是由于人体在病因作用之下体内热气太甚而引起。换句话说也就是人体干燥的原因，可以由于生活、气候、饮食、体质、治疗等各方面的原因，引起人体器官作用旺盛紧张而发生。举例来说，生活环境太热，气候太干燥，饮水太少，营养不足，素体阴虚，治疗上的汗、吐、下过度等等，都可以引起人体热气太甚而发生干燥。于此也可以说明燥病的发生可以因热而起。因为内热太甚而发生的燥，中医书上又叫做温燥，或者叫做燥热。为什么人体内热太甚了就会发生干燥呢？这一方面因为内热太甚了，人体中阴阳平衡就失去了正常的协调，阳太盛了，阴也就相对的减少了，阴虚不能济阳，所以必然会发生干燥；再方面是内热太甚了，人体的津液消耗必然相对增多，津液消耗多了，津液就会不足，津液不足所以也就会必然发生干燥。

（2）因寒生燥：所谓因寒生燥，也就是说人体表现干燥的原因是由于人体在病因作用之下，体内寒气太甚而引起。换句话说，也就是人体器官在作用衰退情况之下，可以使人体发生干燥。举例来说，肺气虚寒的病人，常常可以表现皮肤毛发枯燥。脾气虚寒的病人，常常也可以表现出口燥咽干，大便秘结。这些都说明了燥病的发生，可以因寒而起，因为内寒而发生的燥，中医书上又叫做寒燥，或者叫做凉燥。为什么人体寒气太甚了，人体也会发生干燥的现象呢？这因为是人体津液的产生和运行分布都必须要在正常的生理活动下才能正常进行。人体正常生理作用衰退了，它便不能正常的接受和运化水谷，所以津液也不能正常的产生和分布，津液不能正常的产生和分布，人体中津液也就会不足，津液不足所以也就会必然发生干燥。

3. 燥病的治疗　燥病的治疗，一般也可以分为治标和治本两方面：在治标的方面，由于燥病的本身是津液不足，所以一般以生津润燥为一般治标的常用方法。在治本方面，由于燥病的病机不同，因此在治疗上也是完全不同，因热生燥者，以清热、养阴、润燥为主要治疗方法；因寒生燥者，以温中补虚为主要治疗方法。由于病机不同，所以治疗原则也不同。

（五）火（热）病

1. 火（热）病是什么　所谓火（热）病，也就是指具有火的特点的疾病。火的特点，我们在阴阳五行这一讲中曾经讲过，它的特点可以归纳为四点：第一点是火有炎上的特点，所谓炎上也就是指旺盛紧张，因为旺盛紧张是火的特点。所以临床上凡是有过度旺盛紧张的疾病，也都可以称为火（热）病；第二点是温热，所谓温热，也就是指温度增高。因为温热是火的特点，所以发热的疾病，也都可以称为火（热）病；第三点是化物，所谓化物也就是进入人体中的物质容易迅速消失化去。因为化物是火的特点，所以进入体内的物质容易迅速消失化去的疾病，比如说，消渴病多饮、易饥等症状，都可以称为火（热）病；第四点是红亮。所谓红亮，也就是颜色发红发亮，因为红亮是火的特点，所以病人在颜色上表现红肿，或者疾病部位上表现红肿的疾病，也都可以称为火（热）病。于此可见，中医书中所谓的火（热）病是什么呢？从上述中我们明显的可以看出，所谓火（热）病，也就是指人体在病因作用以后在症状表现上有旺盛紧张，红、肿、热、痛等现象的疾病。举例来说，现代一般所称的急性炎症，在中医来说也就是火病、热病。

2. 火（热）病的病机　人体的火（热）病是怎样发生的呢？根据中医书上相关论述，一般大致也可以归纳为下列两点：

(1) 因火（热）生火（热）：所谓因火（热）生火（热），也就是指人体火（热）病症状的发生是由于火（热）的原因所引起。这里所说的前一个火（热）是指病因，后一个火（热）是指症状。举例来说，人在外感温邪，或生活工作的气候环境太热，或饮食辛辣煎炒酒类热性食物，或素体阴虚生热，或治疗上的温热药物作用等等，都可以引起人体发生火（热）病的症状。为什么火（热）的原因可以引起人体发生火（热）病呢？这是因为火（热）它可以刺激人体作用旺盛亢进。人体的作用过度旺盛亢进了，在症状上就可表现为火为热。比如说，人体在外感温邪、热邪之后，就可以发热，喝了酒人就会面红、耳赤等等，这些都是因火（热）生火（热）的具体表现。说明了人体火（热）症的发生，可以由于火（热）的原因所引起。

(2) 因寒生火（热）：所谓因寒生火（热），也就是指人体火（热）症状的发生是由于寒的原因所引起。所谓寒，我们前面讲过，在人体中主要是指人体作用的衰退或衰竭。因此所谓因寒生火（热），也就是指人体火（热）证的表现，可以由于人体生理作用衰退或衰竭而发生。寒在人体中可以分为表寒和里寒两种，表寒就是体表，所谓表寒，就是指人体体表的作用衰退。人体在病因作用下体表有寒的时候，人体就可以发生火（热）的症状，比如说一般外感无汗的发热，就是由表寒所引起。为什么表寒可以引起火（热）证的现象呢？这是因为在正常生理情况下，人体的阳气借肌表与天气相通，人体在病因作用下肌表的作用衰退了，体内的阳气因肌表束闭不能与天气相通，怫郁在里，便发生了火（热）证的症状；所谓里寒，也就是指人体体内脏腑作用的衰退或衰竭，人体在病因作用之下里寒到了极点的时候，人体也可以发生火（热）的症状，比如说，一般虚寒病人的临危，常常可以有面赤、心烦、脉大、脉快的火（热）证现象，这种现象我们前面讲过叫做回光返照，阴极似阳，实际上也就是由于里寒之极所引起的火证现象。为什么人体里寒到了极点反会出现火（热）证的现象呢？这是因为人体里寒到了极点的时候，人体的生理功能就要崩溃了，在这快要崩溃的时候，全身器官失所约束，人体正气最后挣扎，所以便出现了火（热）证的现象。因里寒之极而生的火，中医书上又叫龙雷之火，龙和雷在天晴日朗的时候是不会发生威力的，只有在阴霾蔽空，太阳的热力失去作用的时候，它才能够发出威力。古人用龙雷之火这个名词来形容人体阴极似阳，回光返照的火证现象，也就是因为因里寒而生的火。只有在人体阳气衰败到了极点才能出现，这就好像龙雷之火只有在阴霾蔽空情况之下才能发生一样的缘故。

3. 火（热）病的治疗　火（热）病的治疗，一般也可以分为治标和治本两方面：在指标方面，由于火（热）病本身是一个旺盛亢进紧张的现象，所以一般也以清热泻火为治标的常用方法；在治本的方面，由于火（热）病的病机不同，所以治疗上也完全不同，在因热生火生热的方面，火（热）的症状是因为在病因作用之下里热太甚而发生者，治疗上清热泻火就是治本，火（热）的症状是因为阴虚生热而发生者，治疗上养阴清热就是治本；在阴寒生火生热的方面，火（热）的症状是因为表寒而发生者，辛温解表散寒就是治本；火（热）症状是因为里寒太甚，阴极似阳而发生者，温中救阳就是治本。同一火（热）症状，由于其病机不同，所以在治疗上也就完全不同。

风、寒、湿、燥、火（热），五类证候的病机分析，一般说来大致就是这样。这五类病证，有它们各别的特点，也有它们之间相互的关系，可以单独发生，也可以彼此合并发生。例如湿病而兼有风病的症状时，就是风湿；湿病而兼有火（热）症状时，就是湿热；风病而兼有火（热）病的症状时，就是风火或风热等等；也可以相互转化，例如火（热）病可以生湿；寒病也可以生湿；风病可以化火；寒病也可以化火等等。于此可见，风、寒、湿、火热，这五类证候，它们并不是孤立的，它们彼此之间相互影响，相互变化。因此我们在分析病机的时候仍然应该把它们视为一个整体，各方面都要加以考虑。

第八讲

治　则

所谓治则，也就是指治疗疾病的原则。换句话说，它也就是在辨证的基础上对疾病治疗的基本规律。中医书上说："治之要极，无失色脉，用之不惑，治之大则。"（《素问·移精变气论》）这里说明了治则是在色脉辨证的基础上来制定的，也说明了有了治则，才能不为一些表面现象所惑乱，才能对疾病作出正确的处理。

中医对于疾病的治疗原则，从总的方面来说，一般大致可以归纳为下列六点：

一、治　未　病

所谓"未病"，就是人体还没有发生疾病。因此所谓"治未病"也就是指人体还没有发生疾病就要进行治疗。归纳中医书里面有关治未病的内容，一般大致可以分为摄生预防和杜渐防微两方面，现在我们分开来加以简单介绍。

（一）摄生预防

所谓“摄”，就是珍摄，说通俗一些也就是保持和注意；“生”，就是生活，或者说是正常的生理活动。因此所谓摄生预防，也就是指注意生活情况以保持人体正常生理活动，以预防疾病的意思。我们前面讲过人体致病虽然可以由于外邪所引起，但是这与人体的正气的强弱与否是分不开的。在一定程度上，人体发生疾病与否，正气在其中甚至可以起决定作用。正气强，外邪就不能侵犯，人也就可以根本不发生疾病。正气弱，外邪才能乘虚而入，引起了疾病的发生。由于如此，所以人体注意生活以保持人体正气的充足，维持正常的生理活动，这在预防疾病的发生上，便具有头等重要的意义。由于如此，所以以摄生的方法来预防疾病，中医也是高度的重视。中医书上说：“虚邪贼风，避之有时，恬淡虚无，真气从之，精神内守，病安从来。”（《素问·上古天真论》）又说：“是以圣人陈阴阳，筋脉和同，骨髓坚固，气血皆从，如是则内外调和，邪不能害。”（《素问·生气通天论》）这些都说明了摄生对于预防疾病的重要意义。关于摄生的具体内容，归纳中医书上相关论述，大致不外顺四时，调七情，慎起居，谨饮食，节嗜欲等各方面。这些在前面天地人合一讲内和病因一讲内，均已经大致提到，在这里就不再作重复，读者可以从上述两讲中参考。

（二）杜渐防微

所谓“杜渐”，就是杜绝不好的现象逐渐发展。“防微”，就是防止细微的事情逐渐扩大。杜渐防微这句话用在疾病的治疗上来说，也就是我们对于疾病的发生和发展，必须早期预防，早期治疗，以防止由小病变成大病，由轻病变成重病，由局部疾病变成全身疾病的意思。对于疾病之所以要杜渐防微，早期防治的原因有下列两方面：一方面是因为疾病在早期的时候，病浅邪浅，治疗起来比较容易；二方面是疾病早期，由于病浅邪浅，全身所受损害不大，病后人体的正气容易恢复。因为有这两点原因，所以中医临床上对于疾病杜渐防微，早期预防也是高度重视的。中医书上说：“善治者，治皮毛，其次治肌肤，其次治筋脉，其次治六腑，其次治五脏。治五脏者，半死半生也。”（《素问·阴阳应象大论》）又说：“上工救其萌芽……下工救其已成，救其以败，……”（《素问·八正神明论》）又说：“病久则传化，……良医弗为。”（《素问·生气通天论》）所谓“皮毛”、“萌芽”等等，就是指疾病还轻还浅；所谓“五脏”、“已成”、“已败”等等，就是指疾病已重已深。“上工治皮毛”，“救萌芽”……就是说疾病的治疗愈早愈好。“下工治五脏”，“救已成”，“救已败”……就是说疾病的治疗愈迟愈不容易治疗。病久了，病深了，治疗上是很困难的。所以说：“治五脏者，半生半死矣。”“病久则传化……良医弗为。”

这些话都明显地告诉我们对于疾病的治疗必须要注意到杜渐防微，也就是说对于疾病必须要注意到早期防治，能够注意到疾病早期防治才是高明的医生（上工），否则这个医生便是一般水平了（中工或下工）。

关于治未病，从原则上来说，一般大致就是这样两点。治未病最好的办法，当然首先就是摄生，因为摄生好了，可以从根本上来消灭疾病的发生。其次就是杜渐防微，因为未能预防疾病与未发之先，但尚能杜渐防微于既病之后，使疾病在渐而未深，微而未甚的阶段就能得到及时的制止，不致于发展蔓延波及其他未病的器官，这也仍不失其为上策。由于如此，所以从摄生的方面来预防疾病的发生，固然是治未病；从杜渐防微方面来预防其他未病的器官受波及和蔓延，也是治未病。对于治未病，中医是高度重视的。中医书上说："圣人不治已病，治未病，不治已乱，治未乱……夫病已成而后药之，乱已成而后治之，譬如渴而穿井，斗而铸锥，不亦晚乎。"（《素问·四气调神大论》）这些话明显的说明了中医对于治未病的高度重视，也说明治未病是疾病治疗上的最高原则。

二、明　标　本

（一）什么是标本

所谓标，就是标志，也可以说就是现象。所谓本，就是根本，也可以说就是本质。因此所谓明标本，简单地说也就是医生在治疗疾病的时候，必须要弄清楚人体疾病各种症状的现象和本质。为什么医生治病必须要弄清楚疾病的标本呢？这因为人体疾病的症状千变万化，同一疾病有时可以表现出各种不同的症状，不同疾病有时却可以表现出相同的症状。如果我们弄不清楚疾病的标本，那就会头痛医头，足痛医足，手忙脚乱，不知所从。只有我们在明白了疾病的标本以后，在临床上才不致于为错综复杂、变化万端的各种症状所迷惑，在治疗上也才能步骤井然，有条不紊。中医书上说："知标本者，万举万当；不知标本，是为妄行。"（《素问·标本病传论》）于此可见明辨标本在临床治疗方面是有何等重要的意义，因此我们在临床治疗疾病方面，必须明辨标本。

什么是疾病的标？什么又是疾病的本呢？这要看具体疾病、具体病人而标本各有不同。以病因而论，引起这个疾病发生的原因就是本，所表现于外在的临床症状就是标。比如说因伤食而发生呕吐、腹泻、腹痛的疾病，伤食就是本，呕吐、腹泻、腹疼就是标；以病变部位而论，原发病变部位是本，继发病变部位是标，比如说，肾病及肺，肾病就是本，肺病就是标；以症状本身而论，原发症状是本，继发症状是标。比如说，因热生风，热证的症状就是本，风证的症状就是标；以疾病的新旧而论，旧病就是本，新病就是标，比如说，素有脾胃虚弱的疾病，现在又新受感冒，这个脾胃虚弱的疾病就是本，新受的感冒病就是标。疾病虽多，但总不出标本二字。由于此，所以一切错综复杂的症状，我们也都可以分析他们的标本。换句话说，也都可以透过它们的现象来分析它们的本质，或者透过它们的本质来分析它们的现象，从而得出正确的治疗步骤和治疗方法。

（二）标本与治疗上的关系

在疾病标本的治疗方面，从原则上来说，首先是要治本。所以中医书上说："治病必求于本。"（《素问·阴阳应象大论》）为什么治病必求于本呢？这是因为标是在本的基础上产生的，也就是说现象是由本质来决定的，本解决了，标也解决了。比如说，因肾病引起了肺病，例如因小便不利，全身水肿而引起了咳嗽、气喘。如果肾病治好了，小便正常了，水肿消退了，由它所引起的咳嗽、气喘症状也就自然消失了，不必治肺而肺病自消，所以说我们治病必求其本。不过治病必求其本虽然是一个治疗上的基本原则，但这也不是千篇一律，任何情况下都完全适用的，这又要以疾病的轻重缓急，疗效的大小快慢为转移。在本病急，本病重的情况之下，固然是首先要治本。不过在标病急，标病重的情况之下，却又首先要治标，或者是标本同治。比如说，脾肾阳虚的病人常常可以因为脾肾作用不足的关系而发生小便不利、全身浮肿。这样的病人从标本上来说，脾肾阳虚就是本，小便不利，全身浮肿就是标。按照治病必求其本的原则，对这样病人的治疗，应该说温补脾肾就行了，因为温补脾肾就是治本。一般情况下这样处理当然是正确的，但在一般高度水肿，或者腹水很重的情况之下，临床经验告诉我们单独使用温补脾肾的办法常常不行，必须要合并使用利尿排水的药物，标本同治，甚或使用泻下攻水的药物，水肿的现象才能迅速得到解除。又比如说，有些表证发热恶寒的病人，有的可以由于病邪的毒力强大，迅速深入，或误吐误下，体力不支，而继发四肢厥冷，脉微欲绝，下利清谷等里寒症状。这样的病人从标本上来说，原发的表寒证就是本，继发的里寒症状是标。对这样病人的治疗，如果按照治病必求其本的治则来说，似乎仍然应该先治表证，但实际上中医认为对这种病人应该急当救里。等把里寒症状控制住了以后，才能再来治表。又比如说，旧病加上新病的人，这样的病人从标本上来说，旧病是本，新病是标。如果按照治病必求其本的原则来说，对这种病人似乎应当先治旧病，然而实际上不然，对于这种病人我们一般总是先治他的新病。于此可见，临床上对于疾病的标本治疗方面，绝对不是机械的。治标治本完全要根据临床疾病具体情况以及轻重缓急来作适当的选择。这也就是一般所谓的缓则治本，急则治标，标本俱急，标本同治。所谓缓，就是指标缓，也就是说表面现象并不是十分紧急，由于在现象上并非十分紧急，因此在时间上，条件上也才有可能允许我们对这个病从根本上来进行彻底的处理，所以说缓则治本；所谓急，就是指标急，也就是说表面现象十分紧张和严重，由于表面现象已经十分紧急，时间上、条件上已经来不及等我们作根本处理就要发生问题，因此我们也就不能不作解决于一时的紧急处理，所以说急则治标。举例来说，锅子里面的水沸腾不已，眼见得就要溢出来了，扬汤止沸也不失为一个急则治标的紧急处理，安静一时的方法；如果不是水要溢出的严重情况，就可以釜底抽薪，减其火力，作缓则治本的处理。中医书上说："病发而有余，本而标之，先治其本，后治其标；病发而不足，标而本之，先治其标，后治其本。"（《素问·标本病传论》）又说："病有急当救里救表者，何谓也？师曰：病，医下之，续得下利清谷不止，身体疼痛者，急当救里；后身体疼痛，清便自调者，急当救表也。"又说："夫病痼疾，加以卒病，当先治其卒病，后乃治其痼疾。"（《金匮要略·脏腑经络先后病脉证第一》）这些都说明了分辨标本与临床治疗上的密切关系。

（三）标本相移

疾病的标与本，是不能够孤立起来加以认识和分析的。因为它们之间可以相互影响，相互作用。标与本之间的关系，基本上是一个整体的关系。标病可以及本，本病也可以及标。这种关系，《内经》里叫做"标本相移"。所谓相移也就是相互移易的意思。由于标与本可以相互移易，相互作用和影响，因此我们在疾病的治疗上治本就是治标。例如我们前面所举的肾病及肺，肾病好了，肺病也就消失了，治肾就是治肺的例子；有时候治标也就是治本，例如我们前面所举脾肾阳虚水肿的例子，利尿攻水对于水肿的病人来说本来只是治标，但这一类病人有时在利尿攻水药物作用之下小便增多，水肿消失之后，全身情况常常可以明显好转。为什么单纯的治标也可以使病人全身情况明显好转呢？这是因为水在体内潴积愈多，脾肾的负担也愈重，全身的正气消耗也愈多。潴积的水被排除了，脾肾的负担减轻了，全身正气的消耗减少了，因此全身情况也就明显改善了。对于人体疾病的治疗，临床上不外从正和邪两方面着手。以标本来说，正就是本，邪就是标。我们前面讲过了固正可以祛邪，这也就是治本即是治标，但反过来说除邪就可以安正，这也就是治标即是治本。于此可见，疾病的标与本，并不是孤立的，它们是彼此相通相移，相互作用的关系。由于如此，所以人体的疾病，本可以及标，标也可以及本。因而在治疗上也可以本病治标，标病治本。中医书上说："病有标本，刺有逆从……标本相移，故曰有其在标而求之于标，有其在本而求之于本，有其在本而求之于标，有其在标而求之于本。故治有取标而得者，有取本而得者……知标本者，万举万当。"(《素问·标本病传论》)这些话明显说明了标本相移的道理，也说明了它在疾病治疗上的重要意义。

三、知　逆　从

所谓逆，就是反；所谓从，就是顺。因此所谓知逆从，也就是指我们必须要知道一个事物反和顺两面的意思。由于逆从这两个字范围很广，因此中医在临床上运用这两个字的时候，各方面的含义也就有所不同。从人体生理病理上来说，所谓逆从就是指人体生理活动异常或正常，例如中医书上说：“荣卫之气……逆其气则病，从其气则愈。”（《素问·痹论》）；从疾病诊断上来说，所谓逆从，就是指疾病的善恶，预后的吉凶，例如中医书上说：“从阴阳则生，逆阴阳则死，从之则治，逆之则乱。”（《素问·生气通天论》）；从治疗上来说，所谓逆从，就是指对于疾病的正治与反治，例如中医书上说：“帝曰，何谓逆从？岐伯曰，逆者正治，从者反治。”（《素问·至真要大论》）我们这里所谈的逆从，主要是谈治疗上的逆从，也就是说我们主要谈治疗上的正治和反治。逆治就是正治，从治就是反治。现在我们分别作下列简单介绍。

（一）正治

所谓正治，也就是指一般常规的治疗，换句话说，正治也就是针对疾病的表现在治疗上采取与此病的性质相反的方法或药物，利用这种相反的作用来矫正人体在病因作用以后所发生的偏胜局面以恢复人体生理正常平衡的一种治疗方法。由于如此，所以正治又叫逆治。

关于正治的方法，中医书上谈得很多，从总的方面来说，一般认为大致可以归纳为下列四种：

1. 寒者温之　性质上属于寒凉的疾病，用温热的方法或药物来作治疗。这种方法，治疗原则上就叫做寒者温之。所谓寒，我们前面讲过，它的含义一方面是指寒冷，另一方面也是指人体的衰弱和衰竭现象；所谓温，它的含义一方面是指温热，另一方面是指人体功能的旺盛亢进紧张的现象。因此所谓寒者温之，简单地说，也就是病人在临床症状上表现有寒冷或者在生理功能上有衰弱或衰竭现象的时候，我们用具有温热作用的方法或者药物来作对症处理的一种治疗方法。比如说，天气太冷了，我们就要生火取暖，或者把衣服被褥弄得厚一些；病人在病因作用之下有脉微、肢冷，下利清谷等衰弱或衰竭症状的时候，我们就要用具有温热作用的药物来旺盛扶持人体的生理功能，以使患者衰弱或衰竭的症状能够迅速得到控制和改善等等，这些都属于寒者温之的办法。

2. 热者凉之　性质上属于温热的疾病，用寒凉的方法或药物来作处理。这种方法在治疗原则上来说，就叫热者凉之。所谓热，也就温热，所谓凉，也就是寒凉。热和寒的含义，我们在前面都讲过了。因此所谓热者凉之，简单地说，也就是指病人在临床症状上表现有温热症状，或者在生理功能上有旺盛、亢进、紧张现象的时候，我们用具有寒凉作用的方法或者药物来作对症处理的一种治疗方法。比如说，天气太热了，我们进食冷饮，或其他清凉饮料，或者到凉快的地方去避暑乘凉。病人在病因作用之下有发热、汗出、烦渴、便结、溲赤等功能旺盛、亢进、紧张症状时，我们便要用具有寒凉作用的方法或者药物，来制止或减少这种热气太甚的情况，以使患者旺盛、亢进、紧张的现象能够因此得到消除或者缓解等等，这些都属于热者凉之的方法。

3. 虚者补之　性质上属于虚弱的疾病，用补虚的食物或者药物来做处理。这种方法在治疗原则上说，就叫做虚者补之。所谓虚，就是空虚，也就是不足；所谓补，就是补充，也就是增加。因此所谓虚者补之，简单地说，也就是指病人在临床上表现有不足的症状的时候，我们用具有滋补作用的食物或药物来作处理的一种治疗方法。比如说病人在病因作用之下吐血、泻血或者妇女产后失血，因而表现出了头晕、耳鸣、心悸、面色苍白无华等症状的时候，这就是血虚了，我们就要用具有补血作用的药物或食物来补血；病人在病因作用之下呕吐、腹泻，因而表现出了精神不振、全身无力等症状的时候，这就是气虚了，我们便用具有补气作用的药物或者食物来补气。这种处理的方法，不管是补血也好，补气也好，都属于虚者补之的方法。

4. 实者泻之　性质上属于实证的疾病，用泻实的方法或者药物来作对症处理。这种方法在治疗原则上来说，就叫做实者泻之。所谓实，就是实在，也就是有余。所谓泻，就是泻下，也就是排除。因此所谓实者泻之，简单地说，也就是指病人在临床上表现有有余症状的时候，我们用具有泻下或者清除作用的方法或者药物来作处理的一种治疗方法。比如说，病人在病因作用之下而在症状上表现大便闭结的时候，我们用具有泻下通便的药物来通大便。病人在病因作用之下而在症状上表现大腹水肿，我们用利尿行水的药物来排除积水。这些处理方法，也都属于实者泻之的方法。

关于正治的方法，中医书上是很多的，例如《内经》中所提到的“坚者削之，客者除之，劳者温之，结者散之，留者攻之，燥者濡之，急者缓之，散者收之，损者温之，逸者行之，惊者平之”（《素问·至真要大论》）等等，可以说都应当是属于正治的范围。不过这些方法，从原则上来说，基本上都可以归纳在上述寒、热、虚、实四大类之中。

（二）反治

所谓反治，也就是指与正治相反的治疗方法，换句话说，反治也就是一种针对疾病的病机，在治病必求其本的原则下，结合病人具体情况而灵活运用的一种治疗方法。由于反治的灵活性比较大，所以反治在对病人的处理上便不一定常规的采取与疾病表现相逆的方法或药物作治疗，有时它还可以采取与疾病表现相从的药物来做治疗，由于如此，所以反治又叫做从治。

关于反治，中医书上也谈得很多，但从总的方面来说，一般也可归纳为下列四类：

1. 寒因寒用　患者在临床上已经表现出来了寒证的症状和体征，我们不用与症状表现相反的温热药物来作对症处理，反而用具有寒凉作用的方法和药物来作治疗，这种治疗方法，就叫做寒因寒用。

为什么患者已经有寒证的症状和体征，我们在治疗上还要用具有寒凉作用的药物来作治疗呢？在什么情况下才能用寒因寒用的办法呢？这是从整个病机上来分析和决定的。我们在病机讲内讲过，人体寒证症状的发生可以有两个原因，一个是因寒生寒，因寒而生的寒也叫真寒；一个是因热生寒，因热而生的寒也叫假寒。真寒证，由于它的本质上根本是属于寒，所以治疗上应该以温寒为主，也就应该用寒者温之的正治办法；而假寒证，由于它的本质上根本是属于热，寒证的表现是在热极的基础上发生的，所以治疗上就应该用具有寒凉作用的药物来清解蕴郁在体内太甚的热邪，蕴郁在体内太甚的热邪得到清除了，患者所表现的寒证的症状和体征也就消失了。比如说：有些急性发热的疾病，在严重的情况下，常常可以表现出肢冷色青，脉微欲绝的症状和体征。从肢冷色青，脉微欲绝这一点来说，它是属于寒证，但分析病机它是由于急性发热的情况下发生的，所以我们便说这是由于体内热毒蕴郁太甚而发生的假寒，不能用寒者温之的方法，而在治疗上要使用有寒凉作用的方法和方剂，从根本上来对病人作治疗和处理。这种治疗的方法，也就是我们所谓寒因寒用的办法。

于此可见，为什么患者在某些已经有了寒证的症状和体征的时候，我们有时候还要用具有寒凉作用的药物来作治疗呢？这是因为我们在治疗上治病必求其本，是从整个疾病的病机上来分析决定的，也说明了寒因寒用的治疗方法，它的适应证是真热假寒。

2. 热因热用　患者在临床上已经表现出来了热证的症状和体征，我们不用与症状表现相反的寒凉药物来作对症处理，反而用具有温热的方法和具有温热作用的药物来作治疗，这种治疗方法，就叫做热因热用。

为什么患者已经有热证的症状和体征，我们在治疗上还要用具有温热作用的药物来做治疗呢？在什么情况下我们才能用热因热用的办法呢？这也是从整个病机上来分析和决定的。我们在病机讲内，人体热证症状的发生也有两个原因，一个是因热生热，因热而生的热也叫真热；一个是因寒生热，因寒而生的热叫也叫假热。真热证，由于它的本质上根本是属于热，所以治疗上应该以清热为主，也就是应该用热者凉之的正治办法；而假热证，由于它的本质上根本是属于寒，热证的表现是在寒极的基础上发生的，所以在治疗上也就应该用具有温热作用的药物来驱除体内的寒气。人体中的寒气偏盛现象被矫正了，因寒气太甚而表现出来的假热症状也就自然消失了。比如说：有些慢性虚性疾病的晚期或者临死之前，常常可以突然表现形盛、面赤、烦渴、脉洪数等现象。从面赤、烦渴、脉洪、脉数这几点来看，它是属于热证，但分析病机它是在虚证、寒证到极度的情况下发生的，所以我们便说这是一个回光返照，阴极似阳的假热现象，不能用热者凉之的一般的方法，而需要用具有温热作用的药物来引火归原。从根本上来对病人作治疗，这种治疗方法，也就是热因热用的临床具体应用例证。

于此可见，为什么患者在某些已经有了热证的症状和体征的时候，有时候还要用具有温热作用的药物来做治疗呢？这也是因为治病必求其本，是从整个疾病的病机上来分析决定的，也说明了热因热用的治疗方法，它的适应证是真寒假热。

3. 通因通用　所谓通，就是通利。在疾病上来说，哪些症状是属于通利的症状呢？比如说人体在病因作用之下而发生的腹泻、尿频、血崩等等，都是属于通利的症状。患者在临床上已经表现出来了通利的症状，例如患者已经有了腹泻、尿频、出血等症状的时候，我们不用与症状相反的固涩方法，或者具有止泻、止尿、止血的药物来作对症处理，反而再用具有通利作用的药物，例如用泻下药、利尿药、破血药等来做治疗。这样的治疗方法，临床上就叫做通因通用。

为什么患者已经有了通利的症状，在治疗上还要用具有通利作用的药物来作治疗呢？在什么情况下才能用通因通用的办法呢？这也是从整个病机上来分析和决定的。一般来说人体在临床上表现出异常通利现象如腹泻、尿频、血崩等等，其发病机转，一方面可以由于人体在病因作用之下因寒发生，例如因为脾肾虚寒而发生的腹泻、尿频、出血等等，便属于这一类。这一类的腹泻、尿多、血崩症状，由于他们在证候性质上属于阳虚寒甚，根据寒者温之、虚者补之的原则，所以在治疗上就要用温中补虚的药物来作治疗。腹泻不止、尿频不止、出血不止的时候，都可以继续伤阳，使人体内寒气更甚，所以在必要时，除了温中散寒的药物以外，有时还可以用固涩药物来硬性止住通利。另一方面也可以由于人体在病因作用之下因热发生，例如因饮食生冷、脾胃湿热而发生的痢疾症状，或者因感受外邪、饮食厚味、醇酒所致的脾肾湿热而引起的尿频、尿疼、尿血症状，或者因瘀血停积而引起的血崩症状，便属于这一类。这一类的腹泻、尿频、出血症状，由于在证候性质属于阳亢热甚，根据热者凉之，实者泻之的原则，所以我们在治疗上也就要用清热、泻火、行瘀的办法来做治疗。这种腹泻、尿频、出血的原因，是人体正气驱邪外出，湿热或瘀血向体外找出路的一种现象。因此这一类腹泻、尿频、出血症状，我们绝对不能用固涩的药物来硬性止泻、止利、止血。因为把泻利止住了，湿热、瘀血反而没有出路了，就会使疾病加重。为了使病邪能够有所出路，所以我们必须要用通利的方法来帮助人体正气迅速驱邪外出，这种治疗方法，也就是通因通用。

于此可见，为什么某些患者在已经有了异常通利的症状的时候，我们还要用具有通利作用的药物来做治疗呢？这也是因为我们治病必求其本，是从整个疾病的病机上来分析决定的，也说明了只有在因热证、实证而引起的通利症状时，才能用通因通用的办法。

4. 塞因塞用　所谓塞，就是闭塞，换句话说也就是不通。患者在临床上已经表现出来了闭塞不通的症状，例如患者已经有了便秘、尿闭、经闭等症状的时候，我们不用与症状相反的通利方法，或者具有泻下、利水、通经的药物来作对症处理，反而再用具有补脾、固肾、升提作用的药物来作治疗。这样的治疗方法，临床上就叫做塞因塞用。

为什么患者已经有了闭塞不通的症状而在治疗上还要用具有补脾、固肾、升提等作用的药物来作治疗呢？在什么情况下才能用塞因塞用的办法呢？这也是从整个病机上来分析和决定的。人体在临床上表现闭塞不通的现象，如便秘、尿闭、经闭等等，其发病机转，一般来说一方面可因于热，例如因为胃与膀胱的热证、实证而发生的引起的便秘、尿闭、瘀血不行而引起的月经不通等等，便属于这一类。这一类的闭塞不通症状，由于它们在证候性质上属于热证、实证，根据热者凉之、实者泻之的原则，所以我们在治疗上就必须要用泻下、利水、通经、行瘀的办法来作治疗；另一方面也可以因于寒。例如因脾肾虚寒或中气不足而引起的便秘、尿闭，气虚血枯而引起的月经不通等等，便属于这一类。这一类的闭塞不通症状，由于它们在证候性质上属于寒证、虚证，根据寒者温之、虚者补之的原则，所以我们在治疗上也就要用温中、补虚、养血的办法来作治疗。脾肾虚寒、中气不足、气虚血枯之所以引起便闭、尿闭、经闭的原因是因为脾肾的作用衰败，已经无力通利大便或者小便了，或者血液枯槁已经无血来供给行经之用了。因此这一类的闭塞不通症状，我们绝对不能用泻下、攻水、通经的办法来作单纯的对症治疗，因为泻下、攻水、行瘀通经的药物都可以再使人体正气受到损伤，结果愈通愈不行，身体也愈通愈坏。为了使人体正气能够恢复正常的通利作用，所以我们只有用补脾、固肾、升提、养血的办法来帮助人体正气迅速恢复，从而使患者闭塞不通的症状获得改善。这就是我们在临床上对于某些已经表现出闭塞症状的患者，不用通利的办法来作对症处理，反而还要塞因塞用的原因。

关于反治，一般说来大致就是这样四类。不过由于反治是一种针对疾病的病机，在治病必求其本的原则下再结合病人具体情况而灵活运用的一种治疗方法，因此它的变化范围是非常的大，方法也是非常的多，比如说，热药凉服、凉药热服、攻补兼施、寒热并用等等，从广义来说都可以属于反治的范围。限于时间，我们也就不作太多的介绍。

四、识　同　异

所谓同，就是相同，所谓异，就是不同，因此所谓识同异者，也就是《内经》中所说的“同病异治”（《素问·五常政大论》）。换句话说，也就是指我们在临床上应该注意到疾病的各种情况，而有各种不同的处理方法。关于同病异治的具体内容，根据中医书中的相关记述加以归纳，一般大致可以分为下列三点：

（一）症状同，病因病机不同，治疗不同

临床上不同疾病而有相同症状的现象是很多的，有许多疾病尽管它们的病因病机不同，但在临床症状表现上却可以完全相同。举例来说，同一腹痛或腹泻症状，从病因来说，可以由于外感风寒暑湿等邪气；也可以由于饮食失宜；也可以由于情志变化，如发怒忧郁等等；也可以由于体内有虫等。从病机来说，可以由于体内有寒；也可以由于体内有热；也可以由于心病及脾；也可以由于肝病及脾；也可以由于肺病及脾；也可以由于肾病及脾。由于它们的病因病机不同，所以尽管它们症状相同，都是腹痛或腹泻，但在治疗上却可以完全不同。从病因来说，腹痛或腹泻是由于外感引起的，主要就要治疗外感；由于饮食引起的，主要就要消导饮食；由于情志波动变化，发怒忧郁等原因引起的，主要就要疏肝行气；由于体内有虫引起的，主要就要杀虫去积。从病机来说，腹痛或腹泻是由于寒甚引起的，主要就要温中散寒；由于热甚引起的，主要就要泻火清热；由于心病及脾的，首先就要治心；由于肝病及脾的，首先就要治肝；由于肺病及脾的，首先就要治肺；由于肾病及脾的，首先就要治肾。于此可见，相同的腹痛或腹泻症状，而它们的病因病机却可以有各种各样的不同，因而在治疗上也有各种各样的不同。由于如此，所以我们在临床上对于患者疾病的治疗，必须仔细分析患者发生疾病的病因病机，因为一切疾病都是这样：症状同，病因病机不同，治疗不同。

（二）症状、病因病机相同，病人体质、年龄、性别不同，治疗不同

在临床上对于某些疾病的处理，尽管症状相同，病因也相同，病机也相同，但因为病人的体质不同，性别不同，或者年龄不同，而我们对这个疾病的治疗也可以完全不同。举例来说，同一腹痛或腹泻症状，从病因上来说都是伤食引起；从病机上来说，都是脾胃自病，如果患者年轻体壮，平时身体很结实，在治疗上我们就可以直接用消食行滞的办法，或者用点泻药，积滞不行的饮食消除了，腹痛或腹泻的症状也就消失了。如果这个患者年老体衰，平常阳气很虚，那么我们在治疗上就不能完全用消食行滞的办法，更不可用泻下的办法了，因为消食行滞、泻下都可以损伤他的阳气，对于这种病人是不合适的。我们只能以健脾和胃的办法来处理，即或饮食积滞很重，非消食行滞不行，我们也只能用轻剂、平剂，不能使用重剂，而且还必须在健脾和胃的基础上来进行。如果这个患者是小孩，我们便应该考虑到小儿阳常有余、阴常不足、肝木易动和小儿稚阳之体、易实易虚的体质特点，而在治疗上不宜过用消食行滞泻下的办法，即使应用消食行滞泻下的方法，也必须适当加入健脾和胃以及柔肝疏风的药物，以防止小儿易实易虚，因消食行滞而使胃气受伤，由实证转为虚证，或者因腹痛或腹泻过甚而引起肝风内动，四肢抽搐现象的发生。如果这个患者是个妇女，我们便应考虑妇女患者体质上一般多属血虚，而且还有妊娠月经等生理特点，因而在治疗上也不宜过用消食行滞的方法，即使应用也顶好在合并养血和血疏肝的方法同时进行，如果在妊娠情况之下，对于消食行滞的方法更要谨慎使用，以防止因消食行滞的作用而引起流产早产。于此可见，都是由于饮食原因损伤脾胃而发生的腹痛或腹泻症状，由于患者体质、年龄、性别等不同，所以在治疗上也就有各种不同。由于如此，所以在临床上对于患者疾病的治疗，除了必须仔细分析患者的病因病机以外，还必须特别注意患者体质、年龄、性别等各方面的特点。因为对于一切疾病的治疗都是这样：尽管症状相同，病因病机也相同，但病人体质、年龄、性别不同，治疗上也常常有所不同。

（三）症状、病因、病机相同，病人体质、年龄、性别相同，发病季节、地域不同，治疗不同

在临床上对于某些疾病的处理，尽管症状相同，病因病机相同，病人体质、年龄、性别也相同，但是由于发病季节或者发病地域不同，而我们对于这个疾病的治疗，有时也可以有所不同。举例来说，同一发热的疾病，从病因来说，都是由于外感风寒所引起，从病机上来说，都是寒邪犯肺所发生，从病人来说，都是年轻体壮的病人，但如果这个病发生在冬天，我们便可以直接用麻黄、桂枝等辛温重剂来解表退热；如果发生在春天，一般便用荆芥、防风之类的药物来解表退热；如果发生在夏天，一般便用香薷、薄荷之类的药物来解表退热；如果发生在秋天，一般便用荆芥、淡豆豉之类的药物来解表退热。这说明了同一表证，由于发病季节不同，而我们一般治疗也不同。这是一方面，另一方面如果这个病发生在东南地区，我们一般便多用疏风、清热、养阴的办法，在解表的基础上要照顾到养阴清热；如果这个病发生在西南地区，我们一般便多用疏风、祛湿的办法，在解表的基础上要照顾到祛湿。于此可见，同一由于外感风寒，寒邪犯肺而发生的表证发热症状，由于发病的季节地域不同，所以在治疗上也就不同。由于如此，所以我们在临床上对于患者疾病的治疗，除了必须仔细分析患者的病因、病机、体质、年龄、性别等各方面的情况以外，还要注意患者的发病季节和地域特点。因为对于一切疾病的治疗都是这样：尽管症状、病因、病机，病人都相同，但在发病季节、地域上不同，治疗上一般也常常有所不同。

关于同病异治，一般大致就是以上所述三点，从总的方面来说，所谓同病异治，也就是一般中医书上所说的因时、因地、因人制宜。关于这方面，中医是高度重视的，《内经》说："故治不法天之纪，不用地之理，则灾害至矣。"（《素问·阴阳应象大论》）又说："西北之气散而寒之，东南之气收而温之，所谓同病异治也。”（《素问·五常政大论》）又说：“年质壮大，血气充盈……此肥人也……刺此者，深而留之……；瘦人者，皮薄色少……易损于血，刺此者，浅而疾之……；婴儿者，其肉脆，血少气弱、刺此者……浅刺而疾发针，日再可也……”（《灵枢·逆顺肥瘦》）这些论述为我们指出了同病异治的治疗原则，也说明了中医对于同病异治的高度重视，也说明了因时因人因地制宜在治疗上的重要意义。

五、握 分 寸

所谓握分寸，也就是说我们在临床对于患者的治疗上要掌握分寸，换句话说也就是指在临床治疗上，不论立法、处方、投药各方面都要十分的谨慎、细致、小心，使治疗上无过无不及，恰到好处的意思。关于这方面的内容，中医书中谈得很多，归纳起来，一般也大致可以分下列三方面。

（一）立法上的分寸

所谓立法，也就是在明确疾病诊断以后所定出来的治疗法则。临床上对于患者治疗上的选方用药，都是在这个基本法则指导之下进行的。因此立法的正确与否，也就直接关系着疾病的治疗正确与否。由于此，所以我们在立法的时候，必须要谨慎小心，尤其是要从全面来作考虑，不可顾此失彼，否则诊断上虽然正确了，然而在立法上疏忽了，这对于疾病也是同样不能收到满意的治疗效果的。举例来说，一个脾肾阳虚大腹水肿的病人，如果我们根据诊断，立法为温补脾肾的话，从原则上来说是不错的，但是临床经验告诉我们，对某些脾肾阳虚大腹水肿的病人，如果我们单纯地使用温补脾肾的方法来作治疗，效果常常是不满意的。为什么我们在治疗原则上正确了而效果会不满意呢？这就是我们在某些情况之下，对于脾肾阳虚大腹水肿患者的治疗，还必须要分别标本，某些时候要先治标，后治本；某些情况之下又要先治本，后治标；某些情况之下又要标本兼治。如果我们把这个病的标本缓急都摆适当了，一般来说，对于脾肾阳虚大腹水肿的病人是可以收到预期的治疗效果的。于此可见，对于疾病的治疗正确与否，最主要的固然是要决定于诊断，但同时也决定于立法的全面与否。由于如此，所以我们在治疗上立法的时候，必须对于疾病的各方面都要仔细分析，谨慎小心。立法是有分寸的，我们必须加以掌握，也只要掌握了立法上的分寸，对于疾病的治疗，也才能少走弯路，收到预期的效果。

（二）制方上的分寸

所谓制方，也就是制定方剂，或者说就是处方。临床处方，中医认为是有分寸的，制方的正确与否，直接影响着疾病的治疗效果，因此我们在处方的时候，必须要小心谨慎，无过无不及，简繁适宜，恰到好处。关于制方的分寸，首先就是要注意到方剂组成中的君、臣、佐、使。在所制定的方剂中哪些药是君，哪些药是臣，哪些药是佐和使。只有在君、臣、佐、使组合严密的情况之下，这个方剂才能发挥它正确的治疗作用。其次就是要注意到组成方剂中单味药物的个别性能，同一类的药物，哪一味药效果最大，哪一味药效果较小，哪一味药有副作用，只有在正确掌握了组成方剂中各个单味药物的性能以后，才能对这个方剂的作用作出正确的估计，从而适当运用。再其次就是要注意处方中各个药物的配合剂量，注意各个单味药物之间剂量之间的比例，只有注意到各个单味药物之间剂量之间的关系以后，才能不失这个方剂的本来面目。举例来说，桂枝汤里面的桂枝与芍药的分量是等量的，如果你怕桂枝温燥，把桂枝分量开轻了，或者是把芍药开重了，那就不叫桂枝汤了。不是桂枝汤而要求它仍然要产生桂枝汤的作用，那是不可能的。临床上常常可以看见这样现象，甲医与乙医同时治一个病人，诊断一样，立法一样，所选的方剂也一样，然而治疗效果不一样。为什么诊断、立法、选方都一样而效果会不一样呢？仔细分析，毛病往往就出在分量不一样。于此可见，中医在制方上是有分寸的，绝对不是随心所欲，任意加减的，所以我们在临床上制定方剂的时候，必须要谨慎小心，注意分寸。

（三）投药上的分寸

对于疾病的治疗，在投药上也是有分寸的，如果不注意投药，有时不但不能产生预期效果，反而会使疾病变坏加重，因此我们在治疗投药上必须要掌握投药的分寸。关于投药上的分寸，根据中医书上的记载，主要原则，一般大致可以归纳为下列二点：

1. 大毒治病，十去其六，常毒治病，十去其七，小毒治病，十去其八　所谓“大毒治病，十去其六，常毒治病，十去其七，小毒治病，十去其八”(《素问·五常政大论》)，也就是说我们在用有毒药物治病，必须要注意到适可而止，在投药时间上要掌握分寸，不要用得太长，因为毒药是有毒的，它虽然可以治病，但用的太长了，必然会使人体发生损伤，所以必须要掌握分寸，适可而止。

2. 无太过，无不及　所谓无太过、无不及，也就是说我们在投药上必须要掌握分寸，不能用的太过，也不能用得不够，必须要恰到好处才行。太过了就会使人体正气受到损伤，比如说，我们用泻火清热药来通便，如果用得恰到好处，病人就可以邪去正安，很快恢复健康；如果用得太过了，邪去了，但正气也受伤了，结果正虚邪入，反而会使疾病恶化转重。不及了，就会达不到治疗目的。比如说，我们用温中药来扶阳救急，如果我们用得恰到好处，病人就可以寒去阳复，转危为安，但如果用得不够了，结果不但治不好病反而会失去本来可以抢救的机会而致病人于死亡。

于此可见，不论用有毒药物治病也好，或者用一般药物治病也好，都必须要注意到投药的分寸问题。张景岳说：“治病之则，当知邪正，当权重轻……用攻之法，贵乎察得其真，不可过也……用补之法，贵乎轻重有度，难从简也。”（《景岳全书·传忠录上》）这明显说明了临床治疗投药上握分寸、权轻重，无太过、无不及的临床重要意义。

六、合 治 养

所谓合治养，也就是说人体发生了疾病，必须要治疗与调养密切配合，才能收到很好的治疗效果，单独依靠一方面都是不行的。中医书上说:“无毒治病，十去其九，谷肉果菜，食养尽之，无使过之，伤其正也。”（《素问·五常政大论》）又说:“毒药攻邪，五谷为养，五果为助，五畜为益，五菜为充，气味合而服之，以补精益气。”（《素问·脏气法时论》）这些记载，都明显说明了治疗和调养之间的密切关系。

关于治养配合方面的具体内容，散见在中医文献中还是很多的，不过由于各个具体疾病，具体调养的方法各有不同，因此无法一一具体介绍，但从总的方面来说，一般疾病在治疗过程中，均必须要注意下列三方面：

（一）注意休息

人在疾病治疗过程中，对于急性疾病必须要注意休息。慢性虚性疾病，虽然可以适当活动，但也必须作到不致疲劳为度。如果在疾病治疗过程当中，不能作好安静休息，不但不能使疾病迅速痊愈，反而会使疾病转重，即使已经快治好了，因为没有注意好休息，也可以使快要好了的疾病又重复发作。举例来说，中医对于肺痨患者的治疗就是非常强调治养结合，在治疗过程中必须要安静休息的，例如明·李梴说："不幸患此疾者，或入山林，或居静室，清心静坐，常焚香叩齿，专意保养，节食戒欲，庶乎病可断根，若不遵此禁忌，服药不效。"（《医学入门·卷四·杂病分类》）这里明显说明了在疾病治疗过程中，休息对于疾病治疗的重要意义。

（二）注意饮食起居

在疾病治疗过程中，对于饮食起居必须要特别注意。一般急性疾病，都应该禁食忌风。慢性虚性疾病，虽然不一定禁食忌风，但也应该禁食或少食醇酒、浓煎厚味，避免受凉，更应该戒慎色欲。如果在疾病治疗过程中不能注意饮食起居，戒慎色欲，往往就可以使轻病变重，重病不救。举例来说：对于水肿的病人，在饮食方面中医认为必须绝对禁盐，如果不能禁盐，便不能治，例如危亦林说："凡水肿惟忌盐，虽毫末不得入口，若无以为味，即水病去后，宜以酢少许调和饮食，不能忌盐，勿服药，果欲去病，切须忌盐。"（《世医得效方》）对于消渴病的病人，在饮食生活起居方面，中医认为必须忌咸食及面食、忌饱食、忌饮酒、忌房事、忌身体过于劳乏。如果不能禁忌这些，病便不好治，即使治好了，也可以因为这些原因而复发。例如孙思邈于《备急千金要方·卷二十一·消渴第一》说："消渴……其所慎有三：一饮酒，二房事，三咸食及面，能慎此者，虽不服药而自可无他，不知此者，纵有金丹亦不可救，深思慎之。”《外台秘要·卷十一·将息禁忌论》说：“人欲小劳，但莫久劳疲极也，亦不可强所不能堪耳，……食欲得少而数，不欲顿而多，多即难消也……先候腹空，积饥乃食……”；张从正说：“不减滋味，不戒嗜欲，不节喜怒，病已而复作，能从此三者，消渴亦不足忧矣。”（《儒门事亲·三消之论当从火断》）从这些文献材料中，我们便可以明显看出在疾病治疗过程中，饮食生活起居各方面，对于治疗上的重要意义。

（三）保持精神上的安静和愉快

人在疾病治疗过程中，必须要保持精神上的安静和愉快，有信心地来做治疗，切忌思前想后，顾虑多端。如果在治疗疾病过程中不能保持精神安静，反而紧张万分，顾虑重重，那是会影响治疗效果的。一般人说“医行信家”这就是说病人只要毫无顾虑，完全相信医生的治疗，这个治疗效果便好。中医书上说：“无代化，无违时，必养必和，待其来复。”（《素问·五常政大论》）又说：“不戒嗜欲，不节喜怒，病已而复作。”（《儒门事亲·三消之论当从火断》）这些都说明了我们在疾病中必须要保持精神上的恬静，信任医生，服从治疗，等待疾病的逐步自然好转，这样才能达到满意的治疗效果。

29